3000人の「失明の不安」が解消!

緑内障 黄斑変性症 糖尿病網膜症を自分で治す方法

回生眼科院長
山口康三

現代書林

はじめに

緑内障、加齢黄斑変性症、糖尿病網膜症などは目の生活習慣病というべき病気です。また、網膜静脈分枝閉塞症や網膜中心静脈閉塞症などの眼底出血も目の生活習慣病に含まれます。

これらは、**現代医学の治療では治癒がなかなか望めないのが現状です。そういう目の生活習慣病の治療として、私は30年も前から、食事や運動、睡眠や休息などを含めた生活改善を指導してきました。**

目はからだの一部ですが、有機的につながっています。目だけが病気で他の部分はすべて健康ということは考え難いと思います。食事・心・睡眠などを綜合的に対処することから、わたしが考案し、確立したこの治療法を「目の綜合医学」と呼んでいます。

からだ全体が健康になることが、目の病気を予防・改善する近道だと思っています。

早寝をして睡眠を十分取り、質のよいものを少し食べ、散歩などの軽い運動をすることで、からだ全体の健康度が上がり、目の病気も非常に治りやすくなります。

生活改善療法というべき方法を日々実践することで、目の生活習慣病がぐんぐん改善してきます。「特別なことではないのに、このような簡単な方法で、どうして目の難病がよくなるのだろう？」と、不思議に思われるかもしれませんが、確実によくなるのです。

結論から言いますと、目の生活習慣病は、目の血液循環をよくすれば改善してきます。

その理由は、現代のさまざまな生活習慣によって、目の血液循環が悪くなっており、そのことが目の生活習慣病発症の直接的な要因となっているからです。

わたしが指導している生活改善の療法は食事が基本で、血液循環の促進のためにも綜合的に対処しなければなりません。しかし、**日々の療法として、歩くことを基本に据えると、生活改善自体が実行しやすくなります。**

目の血液循環を促進する方法として、歩くことは威力を発揮します。1日1万30

00歩ほど歩けば、かならず効果が得られ、歩数が2万歩数、3万歩と段階的な増えるにつれ、効果も格段に上がるのです。

難しいことは一切なく、ただシンプルに歩けばよいし、それで目の病気が改善してくると思えば気が楽でしょう。まず、歩くことから始める方法もあると思います。このように考え、本書は歩くことを中心にして、目の生活習慣病改善の方法を紹介しました。

目の生活習慣病が改善せずに困っている人は大勢いらっしゃると思います。本書を読んで、ぜひ実践していただきたいと存じます。

2015年6月

山口康三

目次

第1章

失明するおそれのある緑内障・加齢黄斑変性症・糖尿病網膜症は急増中

第2章

緑内障・加齢黄斑変性症・糖尿病網膜症は手術なしで自分で治せる

生活習慣を改善することで、目の病気が治っていく

ウォーキングを続けるには

目の構造としくみ

第3章

緑内障・加齢黄斑変性症・糖尿病網膜症はなぜ「歩けば治る」のか？

目の健康には、良好な血流循環が不可欠

目の生活習慣病の改善に効果的な食事療法

目のために最適な水分補給を

漢方薬の効果と、現代医療薬の副作用

第4章

歩くことで、糖尿病・脳血管障害も驚くほどよくなる

プロローグ

からだが健康になれば、目も健康になる

高齢化社会とライフスタイルの変化から目の病気が増えている

◉緑内障・加齢黄斑変性症・糖尿病網膜症は手術なしで改善できる

歩くことで、目の生活習慣病はよくなります。緑内障や加齢黄斑変性症、糖尿病網膜症をはじめとする目の生活習慣病は、手術に頼らなくても、歩くことで予防・改善できるのです。

高齢化社会と現代社会のライフスタイルを反映しているのでしょうが、緑内障、加齢黄斑変性症、糖尿病網膜症などの目の病気がますます問題視されるようになってきました。これらの病気の発症には加齢や老化も関係していますが、要因は他にもいろいろと考えられます。

それらを列挙してみると、過食や動物性食品（動物に由来する肉、卵、乳製品などの食品）に偏った食生活、自動車社会の発達による運動不足、複雑な人間関係・仕事などのストレスや睡眠不足、ＩＴ器機の使用などです。高度成長期を境にして、経済が豊かになるのに伴い、わたしたち日本人の生活は変わりはじめ、その後のバブル期、ポストバブル期をとおして、ＩＴの進歩とともに、生活は大きく様変わりしました。社会・生活環境が変わり、わたしたちの日常生活が変わり、生活習慣は変わってきました。

生活習慣の変化は、よい方向への変化ならのぞましいのですが、かならずしもよいほうへ変わるとは限りません。便利な生活は、荷重な労働からわたしたちを解放してくれますが、運動不足を招きます。そして、経済的な豊かさは、食生活の内容も変化させました。

具体的には、食事が欧米化し、肉や乳製品を多食するようになりました。砂糖や油脂の摂取も増えたし、栄養の摂取状況がよくなったようにみえます。しかし、それは肉や脂のとり過ぎで、穀類や野菜、大豆製品、魚などの摂取は減り、カロリーもまた摂取過多になりました。

その結果、健康状態はどうなったかというと、血管の老化である動脈硬化やメタボリック・シンドロームを招きます。メタボは、血圧、血糖値、血中の脂質が、正常値と異常値の中間の境界域です。この状態が進むと、本格的な糖尿病、心筋梗塞、脳梗塞を発症することにつながります。

動脈硬化は、脳卒中や心臓病などを引き起こすばかりでなく、緑内障や加齢黄斑変性症、糖尿病網膜症などの病気の要因ともなるのです。

また、現代は誰もが多忙ですし、夜遅くまで活動する夜型の生活に傾きやすく、就寝時間は遅くなり、睡眠時間が不足する傾向があります。

現代の生活はさまざまな器機が発達し、便利になりましたが、便利さを享受する引き換えに、運動が不足しがちとなりました。ＩＴ器機の発達も、わたしたちの生活に多大な恩恵を与えてくれますが、同時にからだを動かすことが減ってしまうし、目にも大きな負担を強いることになっています。

現代の不自然な生活習慣は、高血圧や糖尿病などの生活習慣病と同じく、目の病気の発症にも深くかかわっています。つまり、緑内障や加齢黄斑変性症、糖尿病網膜症などは目の生活習慣病と位置づけられます。

目の生活習慣病に属する病気は他に、白内障、網膜静脈分枝閉塞症、網膜中心静脈閉塞症、硝子体出血、網膜剥離、中心性網膜炎などがあります。**緑内障や黄斑変性症、糖尿病網膜症などの病気になると、視力が低下し、失明するおそれもあります。現代医学の最先端の治療をもってしても、完全に治癒するのは困難です。**いったん視力が低下すると、病状の進行や視力の低下進行は食い止められても、視力が回復するのは容易ではありません。一度低下した視力を回復させるのは至難の業なのです。

ところが、食事や運動などの生活習慣を改めることによって、目の生活習慣病は治りやすくなります。

生活改善においては、食事は非常に大事です。わたしは患者さんに対して、生活改善全般にわたって、こまかく指導をしています。トータルに行うことが大切ですが、てっとり早く簡単に実践できるのは歩くことです。

「目の生活習慣病は歩いて治す」という気持ちで、とにかく、「歩け、歩け」です。

本文を読んでいただけるとわかりますが、歩くことは目の生活習慣病に改善にすばらしい効果があります。

◉手術に頼らず、3000人の目の病気を改善してきた

わたしは以前から、緑内障や黄斑変性症、糖尿病網膜症など目の生活習慣病の人たちに、食事や運動など生活習慣の改善をくわしく指導してきました。初診の方には、2~3時間かけて説明しています。そして、生活習慣を実践することで、それらの病気がいちじるしく改善する例をたくさん見てきました。

たとえば、74歳の女性は、加齢黄斑変性症のために視野の異常が起きていました。網膜の中心にある黄斑部付近が変質して、白くなっていました。むくんでいたのです。黄斑部は、網膜の中で、もっとも重要な役割を果たしている場所です。この部分が変質すると、ものがゆがんで見えたり、視界の中心部がぼやけて見えたりします。

この女性もそういう状態になり、日常生活にも支障を来すようになっていました。通院していた眼科では、抗がん剤にも使われているベバシズマブ（商品名・アバスチン）という薬の治療を提案されたそうです。

この薬剤を目の硝子体に注射することで、黄斑変性の原因となる新生血管（新しくできた、弱く、破れやすい異常な血管）の発生を抑える効果や、黄斑変性や糖尿病網膜症の網膜の異常に対する効果が期待されています。

しかし、この女性は、抗がん剤を使うことに抵抗を感じて、当クリニックを訪れたのです。わたしの指導のもと、食生活の改善と1日1万3000歩のウォーキングを中心にした生活改善を行ったところ、**わずか1ヵ月半の短期間で黄斑変性が急激に改善したのです。黄斑部の異常がきれいに消えました。**

別の加齢黄斑変性症の患者さんでは、**治りにくいとされる黄斑変性症による出血と白斑が2ヵ月半という短期間で完全に消失した男性**もいます。効果が現れる速さに、わたしも驚かされました。この人は平均で毎日1万歩ほど歩き続けました。

同じ加齢黄斑変性症の50歳の女性は、わたしがすすめている生活改善を実践し、毎日1万3000歩、歩き続けました。食事や睡眠など、生活全般の改善も真面目に行いました。

この患者さんは、初診の際に眼底検査を行いましたが、黄斑部に浮腫（むくみ）と出血が認められました。

それが**生活改善を実践したところ、１ヵ月後には左目の視力が０・６に回復し、眼底の黄斑部の出血はほぼ吸収され、消失した**のです。

これほど速く、すばらしい効果が得られた理由としては、１日に１万３０００歩も歩いたことが大きいと考えられます。

また、糖尿病網膜症の64歳の女性は、病歴は長く、40歳のころに糖尿病になりました。50代になってからは、ＨｂＡ１ｃ《ヘモグロビンエーワンシー》（過去１～３ヵ月の平均血糖値がわかる指標）が14%にもなりました。異常に高い状態です。このときは入院して治療を受け、ＨｂＡ１ｃは８％ぐらいまで下がりました。

しかし、その後も血糖値が高い状態が続き、59歳のとき、合併症の網膜症を発症していることがわかりました。それから3年後にレーザー治療を受けましたが、術後は、以前よりももっと物が見えなくなったのです。医師はもう一度レーザー治療をしたほうがいいと言いましたが、とても受ける気にならなかったそうです。

このまま悪くなると、失明するかもしれないという不安もあったといいます。

そのころ、健康雑誌でわたしの生活改善療法を紹介している記事を読み、当クリニックを受診。そして、運動や食事などの生活改善を実践するようになりました。

初診のとき、眼底検査を行いましたが、網膜にたくさん浮腫（むくみ）が生じていましたが、とくに右目がひどい状態でした。

毎日1万歩は歩き、早寝を心がけました。食事は朝食抜きの1日2食で、食事の内容は玄米菜食が基本です。

こうして生活習慣の改善を実践したら、**1年半後には、網膜の浮腫がきれいに消えてなくなっていました。**視力も少し回復しました。以前は、浮腫のために視界に黒い影のようなものが見えたり、クモの糸のようなものが垂れてきたりしていましたが、そういったこともほとんど感じなくなりました。

糖尿病網膜症に関しては、HbA1cが10・0%以上もあったのが、3ヵ月で7・0%に下がり、9ヵ月で4・9%になった男性の例があります。低下していた視力がその後、回復し、劇的な効果が得られましたが、毎日たくさん歩いたことが大きかったと思われます。

なにしろ、少ない日で2万歩、多い日は3万歩も歩いたのです。糖尿病自体、完全に治ってしまいました。

網膜中心静脈閉塞症と緑内障が改善した人もいます。

62歳のある男性は、網膜中心静脈閉塞症のために血管新生緑内障を引き起こしていました。この患者さんは高血圧で、長年、降圧剤の服用も続けていました。

それが、生活改善の実践をはじめてからは、1日に1万歩、多いときは1万3000歩も歩きました。すると、2ヵ月後には出血が減ってきて、新生血管もできなくなりました。そして、**半年たったころには眼圧にも変化が現れてきて、右の眼圧が20㎜Hg前後に下がってきたのです。**

その後、眼圧はずっと正常で、初診から3年1ヵ月後の右目眼圧は10㎜Hgです。もちろん、点眼薬も降圧剤も使っていません。

眼底検査の結果でも、網膜中心静脈閉塞症の出血の状態はまったく見られません。網膜中心静脈閉塞症、血管新生緑内障ともに治癒したのです。

以上のような改善例はたくさんあります。**これまで、緑内障、黄斑変性症、糖尿病**

網膜症をはじめ、さまざまな目の生活習慣病の人に、治療法としての生活改善を指導してきた数はおよそ3000人に上ります。生活改善を真面目に実践した人たちの大半にすばらしい効果が得られています。

◉もう失明の不安におびえる必要はない

なぜ、生活習慣の改善に努めると、目の生活習慣病が治るのでしょうか。

それは、先に述べましたが、食生活や運動などの生活習慣は、目の生活習慣病の発症に深くかかわっているからです。からだや健康によくない悪しき生活習慣を改善し、よい生活習慣を実践することによって、目の生活習慣病が治ってくるし、予防もできるということなのです。

そして、数多くの患者さんを指導してきた経験からはっきりいえるのは、生活習慣の改善に努力し、きちんと真面目に実践した人ほど、より改善効果が得られるということです。

生活習慣の改善は、食事、歩くこと、睡眠、ストレス対策、規則正しい生活が中心ですが、少しでも歩く人は、他の事柄を完璧にできなくても、目の生活習慣病が改善しやすくなります。生活習慣の改善において、歩くことは非常に重要なポジションを占めています。

緑内障や黄斑変性症、糖尿病網膜症などの恐いところは、進行すると見え方や視野に異常が起こり、視力が低下することです。そして、最悪の場合には失明するおそれがあります。

しかし、方法はあります。**わたしが指導している生活改善の方法を実践すれば、目の障害の進行は食い止められるし、それどころか、低下した視力が元に戻ることも不可能ではないのです。**

手術も現代医学の薬も最小限にすることができます。わたしは、これほど効果的な方法は他にないと思っています。しかし、残念ながら、一般の方はもちろん、医師でさえもほとんどがこの事実を知りません。

◉緑内障・加齢黄斑変性症・糖尿病網膜症を、自分で改善する方法を広めたい

前述したように、わたしは緑内障・加齢黄斑変性症・糖尿病網膜症の目の病気の人たちに、治療として、運動や食事をはじめ、生活習慣の改善を実践する方法を指導してきました。

当クリニックの診療科目は眼科と漢方内科です。わたしは漢方医でもあり、目の病気にも漢方薬を処方します。漢方薬は、適切に用いると、目の病気の改善にいちじるしい効果が得られます。

患者さんの中には、指導にしたがって生活改善を実践するけれども、現代医学の薬をやめるのは不安だという人もいます。現代医学の薬には、たとえば、緑内障で眼圧が高い場合の眼圧を下げる点眼薬があります。

また、目の病気ではありませんが、降圧剤を長年服用している患者さんもいます。高血圧の原因は多くの場合、体重増加、塩分摂取過多、ストレス過多、運動不足などです。

生活改善を実践すると、ほぼ間違いなく血圧が下がり、正常値の範囲に安定してきます。降圧剤の服用量を減らしても、血圧は安定しています。もう完全に服用をやめてもだいじょうぶだと思っても、こういう患者さんたちに、薬をやめるよう無理にすすめることはしません。なぜなら、不安や恐れは、目にとってよくないからです。「薬がなくてもだいじょうぶ」と、主治医にも言われればやめるでしょう。そのほうがよいと、わたしは考えています。

それはともかく、わたしがすすめ、指導している、治療としての生活習慣を熱心に実践し、目の生活習慣病が劇的に改善した人たちも、最初から生活改善による効果を信じていたとは限りません。

それは無理もないと思います。戦後、現代医学が急速に普及し、発展する過程で、「病気は医師や病院が治すもの」という常識が広まり、定着しました。一般の人の大半がそういう考えを持っていますが、医師や看護師など医療の専門家も多くがそう考えていると思われます。

なるほど、救急時などの救急救命の治療や外科手術は高度に発達し、それによって救われた命はたくさんあるでしょう。

ところが、生活習慣病といわれる病気や、その予備軍のメタボリック・シンドロームは、からだや健康にとってよくない生活習慣が原因で引き起こされます。原因は明確です。

よくない生活習慣が原因で発症した病気であれば、その病気を治すには、よい生活習慣に変えればよい。悪い生活習慣が原因の病気は、よい生活習慣を実践すれば治る。それが物事として正しい道理だろうと、わたしは考え、信じ、指導しています。

２０１４年にはわが国で加齢黄斑変性の患者に対し、ｉＰＳ細胞（人工多能性幹細胞）から網膜の細胞をつくり、移植する手術が初めて行われました。また、２０１５年２月には、人のｉＰＳ細胞から、目と脳をつなぐ視神経を作成することに成功したという報道もなされました。緑内障の治療薬開発や発症メカニズムの解明に役立つ成果だというのです。

しかし、目もからだの一部です。目の中の特定の部分を取り替えても、目全体が健康になるわけではありません。もちろん、からだもです。

目を健康にするには、からだを健康にするのがいちばん近道です。目が健康になれば、からだも健康になります。そして、こういう正の連関は、運動や食事などの生活習慣の改善を実践することによってしか得られないのです。

このことを、一人でも多くの人に知ってもらいたい、気づいてもらいたい。そして実践していただき、わたしが考案した、目の生活習慣病を自分で改善する方法で一人でも多くの人が目の病気が回復し、健康になることを願っています。

第1章

失明するおそれのある緑内障・加齢黄斑変性症・糖尿病網膜症は急増中

40歳以降に増える「緑内障」

◉緑内障の患者数は20数年間で5倍に増えている

緑内障の患者数は、厚生労働省の調査によると、病院で治療を受けた人の数は1987年には14・4万人でした。それが1993年には21万9000人に、1999年には40万9000人、2011年には72万人に増えてきました。20数年で、年間の受診者数が5倍以上に増えているのです。

また、罹患者数については、1988年、1989年の調査による推定数で、40歳以上の人の30人に一人がこの病気に罹患しているといわれていました。

それが2000年9月から2001年10月まで行われた大規模疫学調査「多治見スタディ」の結果、調査対象となった40歳以上の3021人のうち17人に一人が緑内障であると判明しました。

このデータから、**日本全国では、40歳以上では約20人に一人が緑内障にかかっていると推定されています。つまり、40歳以上における緑内障患者の有病率は5％とみられており、推定の患者数は約350万人に上ります。**

この多治見スタディで緑内障と判明した人の9割近くは、調査の際に検査を受けたことによって初めて緑内障とわかった人たちでした。

病院受診者数と推定患者数に違いはありますが、急激に増加してきたことは間違いない事実です。そして、大半の人が自分が緑内障であると気づいていないことが大きな問題なのです。

◉緑内障は中途失明の原因トップ

緑内障の恐いところは、放っておくと失明する恐れがあることです。緑内障は、中途失明の原因の第1位で、その事実が失明のリスクの重大さを表しているといえます。前述したように、緑内障を発症しても大半の人は発症に気づいていませんが、そのことが治療を遅らせ、失明に至る要因となっているともいえるでしょう。

緑内障は、主に眼圧の影響で発症します。眼圧とは、眼球の内側から外側にかかる圧力のことです。この眼圧があるから、眼球は丸い形に保たれるのです。

眼球の角膜と虹彩との間、および虹彩と水晶体との間は、房水という液で満たされています。房水は眼圧を一定に保ち、角膜・水晶体に栄養補給を行っています。水晶体と角膜の間の房水の量が増えると、眼圧が上昇し、視神経乳頭が圧迫されます。視神経乳頭は視神経の束で、脳につながっています。

視神経乳頭が圧迫され続けると、視神経が障害を受けてきて、その結果、本来目から脳に伝わるはずの情報が伝わらなくなり、視野が欠けてしまいます。つまり、緑内障は神経障害なのです。

緑内障はだいたい両目に起こりますが、その進行具合には左右で差があります。緑内障が進行するにつれて見えにくい部分が増えていきますが、多くの場合、かなり進行しないと視力は低下しません。そのため、初期の段階で異常に気づきにくいのです。

初期には、部分的に見えにくいところができ、中期になると視野の欠けた部分が拡大してきます。そして後期になると、見える部分がさらに狭くなってきて、ついに視野の中心が欠けてきますが、そうなると視力が低下してくるわけです。

しかし、緑内障の初期や中期では、視野の欠けがあっても、両方の目で見た場合、両方の目が互いに補完したり、脳がその部分のイメージを補ったりするため、見えにくい部分がなくなってしまい、一見正常に見えます。そのため、異常に気づきにくいのです。

◉緑内障は眼圧が正常でも発症する

緑内障の診断は、以前は眼圧が高ければ緑内障であり、低ければ緑内障ではないと判断しました。ですから、診断をつけることは眼科医にとって簡単でした。

ところが現在は、診断が難しい病気になりました。なぜなら、眼圧が正常でも視神経が障害される場合があるとわかったからです。

それが正常眼圧緑内障です。眼圧が正常範囲内であるにもかかわらず、視神経の障害が進んでいきます。ですから、**緑内障は、眼圧が高い病気ではなく、眼圧の高低に関係なく、視神経が障害される病気と定義されます。日本人の場合、この正常眼圧緑**

内障が緑内障の大多数を占めています。

緑内障は、隅角（虹彩前面と角膜後面の接合部で、ここから前房水が眼外に出る）が狭い閉塞隅角緑内障と、隅角が広い開放隅角緑内障に分類されます。2つのタイプのうち、開放隅角緑内障が全体の70％を占め、しかも、その大多数が眼圧21㎜Hg以下の正常眼圧緑内障です。正常眼圧の数値は10～21㎜Hgです。

正常眼圧でもなぜ視神経が冒されて緑内障になるのでしょうか。その原因ははっきりとは解明されていません。視神経の血流が悪いとか、もともと視神経が弱いとか、正常眼圧でもその人にとっては高いなど、いろいろな理由が考えられています。

緑内障には、続発緑内障と呼ばれるものもあります。網膜中心静脈閉塞症、糖尿病網膜症、内頸動脈閉塞症による眼虚血症候群、慢性のぶどう膜炎、陳旧性網膜剥離などで眼底出血を起こすと、網膜や虹彩の血流が悪くなります。

そうすると、これらの組織に血液を流し、栄養を供給するために新しい血管（新生血管）ができます。

新生血管ができること自体は悪いことではありませんが、新生血管は脆弱で、破れやすい血管です。そのため、破れ、出血をくり返し、それによって眼圧が上昇し、緑内障を発症するのです。新生血管ができることから、血管新生緑内障ともいわれます。また、これら目の病気がなくても、高血圧や動脈硬化のために続発性（血管新生）緑内障を発症するケースもあります。

このほか、外用や内服のステロイド薬を長期間使い続けると、眼圧が上昇して緑内障を引き起こすことがあります。

◉緑内障の治療

緑内障の治療は目薬が中心です。視神経は主に眼圧の影響によって障害されるので、眼圧を下げる目薬が用いられます。

正常眼圧緑内障の場合も、眼圧を下げることで進行を遅らせることができます。その効果は眼圧を下げることによって、視神経の負担が軽減されるためと考えられます。

緑内障の点眼薬には、房水の排出を促すものと、房水の産生を抑えるものとがあります。

多くの場合ではまず、房水の排出を促すための「プロスタグランジン関連薬」が用いられます。それで効果が不十分な場合や、眼圧をもっと下げたほうがよいと思われる場合には他の薬を併用します。

しかし、目薬による治療を行っても眼圧が十分に下がらない場合は、次の治療として手術が検討されます。手術には大きく分けて、レーザー治療と外科的手術があります。どちらも、眼圧を下げることによって緑内障の進行を遅らせることが目的です。

◉生活習慣の改善で眼圧は下がる

緑内障の危険因子には、家族歴、強度近視（開放隅角緑内障）、遠視（隅角閉塞の危険）、落屑（瞳孔縁部虹彩、水晶体表面など）（偽落屑緑内障）、乳頭部出血、乳頭部陥没の左右差などが挙げられています。

肥満、関節炎、高血圧なども危険因子です。ステロイド剤も眼圧を上昇させます。

また、わたしのこれまでの治療経験から、緑内障の発症には生活習慣が要因として関係していると考えています。正常眼圧緑内障増加の背景にも、生活習慣の変化（よくない変化）があると思われます。

緑内障になった人の生活習慣には特徴があります。

夜ふかしと睡眠不足、ストレス、働き過ぎ、運動不足、甘い物好き、コーヒー好きなどです。

便秘、肩こりなどの症状が慢性的にあることも特徴です。肩こりと緑内障には、血液の流れがよくないという共通点があることから、うなずけるでしょう。この他、緑内障になった人にはまた、ビタミンAやB1が不足している傾向があります。

眼圧を上げる要素には、短時間に水分をたくさん摂取すること、カフェインの摂取や喫煙などがあります。反対に、眼圧を下げる要因は、歩くこと、少量の飲酒、ビタミンA・B1・C・Eの摂取、十分な睡眠などです。

生活習慣を改善することで、眼圧は非常に下がりやすくなります。また、全身の血流がよくなることで視野も進行が止まり、改善しやすくなります。

欧米では中途失明の原因1位「加齢黄斑変性症」

◉加齢黄斑変性症は食生活の欧米化で急増している

加齢黄斑変性症（以下、黄斑変性症と略）は、言葉の頭に「加齢」とついているとおり、高齢の人の黄斑部に異常が生じる目の病気です。目の生活習慣病に含まれるいろいろな病気の中でも、とりわけ日本人に急増しています。

福岡県久山町の住民を対象にした大規模調査では、1998年に比べ、2007年では約2倍に増えていました。この数字から算出すると、2010年時点で日本に約70万人、あるいはそれを超す患者がいると推定されています。

この病気が恐いのは失明するおそれがあることで、わが国での中途失明原因の4位です。ちなみに、欧米では以前から、黄斑変性症が中途失明の原因の1位になっています。

黄斑変性症の発症のメカニズムは、まだはっきりとは解明されていません。ただし、網膜に含まれる脂質が、活性酸素によって酸化した有害な過酸化脂質に変化し、網膜の黄斑部が変質して障害が起こると考えられています。

日本人に増加している原因として、食の欧米化も大いに関係あると思います。欧米の食生活の特徴は、甘いもの、脂濃いもの、肉、乳製品の摂取が多く、しかも大食であることです。過食は、活性酸素を体内で大量に発生させます。

また、動物性食品（動物に由来する、肉・卵・乳などの食品）や砂糖、脂質のとり過ぎは、目の血液循環や水分代謝を悪くする最大の原因です。黄斑部は新陳代謝が活発な部分で、血管の老化の影響を非常に受けやすいのです。

このほか、外的な要因として最近では、ＬＥＤから発せられるブルーライト（青い光）にさらされることが原因のひとつとして挙げられています。青色の光は目の角膜や水晶体で吸収されず網膜に達しやすく、波長が短いため、視細胞に障害を与えることが知られています。眼精疲労や急性網膜障害、黄斑変性症などの原因になるとされています。

◉黄斑変性症は、ものがゆがんで見えたり、視力が低下したりする

黄斑変性症は、加齢とともに網膜のほぼ中央にある黄斑が障害される病気です。黄斑は、形や色などを見分ける視細胞が多く集まるところで、ものを見る上でもっとも重要な働きをしています。とくに、黄斑の中心窩といわれるくぼみは、視力といちばんかかわりの深い部分です。

黄斑変性症は、滲出型と非滲出型に分けられますが、通常は黄斑変性症というと滲出型を指します。

滲出型は、紫外線などによる活性酸素が原因で、網膜の外側にある脈絡膜から新生血管（新しくできた、破れやすい異常な血管）が網膜に伸びてきて、そこから出血をくり返したりして黄斑が障害され、ものがゆがんで見えたり、視力が低下したりします。

緑内障と同様、視力が低下し、ついには失明する恐れがあり、それがこの病気の恐いところです。

症状として、変視症や視力低下、中心暗点、硝子体出血などが見られます。変視症は、ものがゆがんで見えることです。新聞やカレンダーなどの縦、横の線などがゆがんで見えます。

視力は、徐々に低下することが多いのですが、網膜で新生血管が大出血を起こすと視力は急激に低下。中心暗点といって、視野の真ん中が暗くなり、見えなくなります。

こういった症状を老眼のためと思い込み、放置している人が大勢います。そのため発見が遅れますが、治療をしないと、90％の人で視力が0・1以下に低下します。

◉黄斑変性症の通常の治療

滲出型の黄斑変性症の通常の治療は、抗ＶＥＧＦ薬の眼球内注射です。これは、血管内皮増殖因子の阻害薬です。脈絡膜新生血管の拡大を抑え、退縮させ、視力を維持あるいは改善することを目的にした治療です。

一般に欧米では、毎月1回、抗ＶＥＧＦ薬を眼内に注射することが一番よいということで意見が一致しています。

加齢黄斑変性症などの網膜の病気は、抗VEGF剤の登場によって、完治できないまでも、症状を抑える治療が進歩したと評価されています。患者の多い糖尿病網膜症に伴う黄斑の浮腫（むくみ）にも、対象の幅は広がっています。継続して注射をすることによって、視力の回復が期待できます。

欠点としては、注射を中止すると、再び悪化するリスクが高くなることが挙げられます。また、白目の出血や痛みが生じることがある他、まれにですが、感染症の眼内炎が起こることもあります。

この抗VEGF薬の治療は健康保険の適用ですが、自己負担3割の場合の負担額は4、5万円と高額です。そのため、経済的な理由で治療をやめてしまう人もいるようです。

しかし、月に1回を標準にすると、眼科外来は黄斑変性症の患者さんで溢れてしまい、医師が他の患者さんを診る時間が減ってしまうおそれがあると心配されています。そのため、日本では今のところ2年間に7回くらいの注射にしようということになっています。

この他、光線力学的療法という方法もあります。これは、新生血管に集まる光感受性物質を腕の静脈に点滴し、非発熱レーザーという熱を発しない弱いレーザーを照射して、新生血管を退縮させる治療です。

この治療は、視力の低下を抑える効果はありますが、いったん低下した視力が回復する効果は期待できないとされています。

また、この治療は、治療後48時間は強い光に当たることに注意する必要があります。治療後48時間以内に強い光に当たると、光過敏症などの合併症が起こる場合があります。

さらには、黄斑部に出血がある場合、レーザーをしても効果が期待できない場合が少なくありません。

最近では、出血に対してレーザーよりも抗ＶＥＧＦ薬のほうが効果があると、広く行われていますが、黄斑部の出血が再発する例が多く、数回にわたって抗ＶＥＧＦ薬眼球内注射をする例がほとんどです。

糖尿病が誘発する「糖尿病網膜症」

◉糖尿病網膜症は失明原因の2位

糖尿病網膜症もまた、視力が低下し、失明するリスクがある目の病気です。**糖尿病網膜症による失明は、かつては成人後の失明原因の筆頭でした。今は2位ですが、減少しているわけではなく、増加し続けています。年間約3500人の方が失明していると思われます。**

糖尿病は、血糖値が高くなることがきっかけで全身の血管が障害を受ける病気です。血糖値が高い状態が長い年月続くと、血管障害が起こります。血液中に糖があふれ、その糖が血管を障害するのです。全身の血管には太い血管や細い血管がありますが、障害が先に現れるのは細い血管です。

糖尿病の合併症として、細い血管が障害される病気の代表的なものが糖尿病網膜症と糖尿病腎症です。この他、糖尿病の合併症として起こる病気には、脳卒中、心筋梗塞、下肢の神経障害、下肢の壊疽などがあります。合併症として神経障害も発症しますが、それは血管が障害された結果、神経も障害を受けるからです。

糖尿病はそれ自体ではなく、合併症が恐いといわれますが、血管障害は糖尿病の本態なのです。ですから、糖尿病と診断されたら、血管障害を予防・改善する対策をとる必要があります。

◉糖尿病の増加に伴い、糖尿病網膜症も増えている

糖尿病網膜症がなぜ増え続けているかというと、理由のひとつに糖尿病の人が多いことが挙げられます。糖尿病は現代の日本人にたいへん多い病気で、今も増え続けています。厚生労働省の「2012年国民健康・栄養調査結果」の推計では、糖尿病が強く疑われる人は前回の2007年の調査から約60万人増え、約950万人に上ることが明らかになりました。

一方、糖尿病の可能性を否定できない「糖尿病予備群」は、前回より220万人減

の1100万人で、調査を始めてからはじめての減少となりました。

予備軍は減っていますが、糖尿病が強く疑われる人の数は増えています。このことから、糖尿病は増えているとみるか、あるいは、減る方向に向かっているとみるか、どちらが適切かは意見が分かれるでしょう。しかし、糖尿病が日本人の国民病といわれるほど多いことは確かでしょう。

これでは、糖尿病網膜症が増加しても不思議ではありません。ちなみに、糖尿病が強く疑われる人のうち、「治療を受けている人」の割合は、男性65・9％、女性64・3％で、「ほとんど治療を受けていない人」は、男性27・1％、女性31・3％です。

◉糖尿病網膜症の通常の治療

糖尿病網膜症に対しては、通常の治療としてはレーザー治療が全国的に行われています。しかし最近では、レーザーよりも抗ＶＥＧＦ薬のほうが効果があるという文献が多いようです。しかしながら、今でもほとんどの場合、レーザー治療が行われています。

糖尿病網膜症は、初期の段階であれば、視力への障害もなく、治療もできますが、進行すると治療が難しくなるばかりか、失明の危険も高まります。

治療は、網膜光凝固術が一般的です。レーザーを使って行い、主に網膜の酸素不足を防いだり、新生血管を減らしたりすることを目的にしています。網膜症の悪化を防ぐためであり、網膜を正常に戻すための治療ではありません。正常な網膜の一部を損傷し、犠牲にしますが、悪化を防ぐためには仕方がないとの考えに立っています。

また、レーザー治療で網膜症の進行が抑えられなかったり、すでに網膜剥離や硝子体出血が起きていたりする場合には、硝子体手術を行います。目の中の出血や増殖した組織を取り除いたり、剥離した網膜を元に戻す手術を行ったりします。**硝子体手術は１回目は有効ですが、出血や剥離をくり返すと、手術は難しくなります。**

いずれにせよ、これらの治療は、あくまで対症療法ですから、治癒を望むことは非常に難しいといえます。

糖尿病網膜症は、眼底に血流の低下した部分があると新生血管が生じやすくなります。

糖尿病の合併症としての網膜症は、血糖値が高い状態が長年続いた結果、引き起こされます。ですから、糖尿病網膜症の予防はもちろん、悪化防止や改善のためには、血糖値をよい状態にコントロールするのが基本です。

しかし、血糖値をよい状態に保つだけでは、改善や再発予防は十分ではありません。徹底して血流をよくする必要があります。

いろいろな原因が考えられる「眼底出血」

◉眼底出血は目の生活習慣病によって引き起こされる

眼底出血は、目の生活習慣病によって引き起こされます。糖尿病網膜症のほか、加齢黄斑変性症によるもの、高血圧・動脈硬化が原因のもの、網膜静脈分枝閉塞症や網膜中心静脈閉塞症などによるものなどがあります。

眼底といわれる部分の網膜の細動脈は、動脈硬化や高血圧によって細くなります。細動脈の動脈硬化が進行して、血圧が非常に高い状態になると、眼底に白斑が見えるようになりますが、それは血管から内容物が染み出てくるためです。網膜の出血、浮腫（むくみ）も起こります。さらに血圧が高いと、視神経乳頭の周りが腫れてきます。

眼底出血は、他に、白血病、再生不良性貧血などの全身的な病気によっても発症することがあります。また、心筋梗塞の予防のために服用している抗血液凝固剤によって起こることもあります。さらには、スポーツなどで目にボールが当たったり、強打したりするなど、外傷によっても眼底出血は引き起こされます。

◉網膜静脈分枝閉塞症と網膜中心静脈閉塞症

糖尿病網膜症と並んで、眼底出血を起こす代表的な目の病気に、網膜静脈分枝閉塞症と網膜中心静脈閉塞症があります。この2つを併せて網膜静脈閉塞症という場合もあります。

網膜静脈閉塞症は、網膜の静脈（血管）が詰まり血液が流れなくなります。つまり、閉塞します。

静脈閉塞が起きた場所によって、病状は異なります。視神経乳頭から4方向に大きく枝分かれしている静脈が動脈と交叉している部分が閉塞し、出血を起こすのが「網膜静脈分枝閉塞症」です。

出血しても、その場所が、視力にもっとも関係する黄斑部分から離れたところであれば、視力は低下しません。しかし、出血が黄斑部にかかってくると、はじめのうちは視力は低下しなくても、徐々に下がってきます。また、黄斑部分より上方で出血した場合も、最初のうちは視力は低下しません。しかし、出血した血液が重力によって下がり、黄斑部にかかってくると、視力は徐々に低下します。

一方、「網膜中心静脈閉塞症」は、静脈が集まって1本になった乳頭部の根元が閉塞し、出血した状態です。出血が網膜全体に広がり、眼底全体が大出血します。視力の低下もいちじるしく、血管新生緑内障を併発することもあります。

この2つの病気の背景には、高血圧や動脈硬化があります。いずれの場合も、眼底出血を起こしやすい状態にあります。出血して、その後に血液が固まって血管が閉塞して、網膜静脈分枝閉塞症や網膜中心静脈閉塞症を引き起こすのです。

網膜静脈分枝閉塞症は、高血圧や動脈硬化が原因で、50代、60代に多く診られます。血管の炎症や糖尿病など血栓が詰まりやすい病気がある場合にも発症しやすくなります。一方、網膜中心静脈閉塞症は、若い世代から高齢の人まで、幅広い年代に見られます。

網膜分枝静脈閉塞症の場合、一般的治療では、発症した直後の急性期には、止血剤と血液循環改善剤が処方されます。また、眼底出血や浮腫、血管新生緑内障を予防するため、レーザー治療を行うことがあります。最近では硝子体を切除する手術によっても、視力の改善が得られることが報告されています。眼球注射でも効果があると言われています。発症直後はできるだけ早く治療を開始することが大切です。

一方、網膜中心静脈閉塞症は、一般的治療としてはレーザー（網膜光凝固術）を行いますが、あまり効果は得られないのが現状です、硝子体出血を起こした場合は、硝子体手術を行うことになります。

第1章のまとめ

◎緑内障の要因

➡生活習慣の乱れ（夜更かし、睡眠不足、ストレス、働きすぎ、運動不足、甘いもの・コーヒーなどの摂り過ぎなど）

◎加齢黄斑変性症の要因

➡食の欧米化（甘いものや脂濃いもの、肉・乳製品の摂取が多い）、過食による活性酸素の増加

➡ LED ライトなどから発せられるブルーライトの影響

◎糖尿病網膜症増加の理由

➡糖尿病増加に伴うため…糖尿病が強く疑われる人は約950万人（厚生労働省「2012年国民健康・栄養調査結果」の推計による）

◎眼底出血発症の要因

➡糖尿病網膜症、加齢黄斑変性症など目の生活習慣病によるもの

➡網膜静脈分枝閉塞症や網膜中心静脈閉塞症などによるもの

➡白血病、再生不良性貧血などの全身的な病気

➡その他（心筋梗塞の予防のための抗血液凝固剤、目にボールが当たったり、強打したりするなどの外傷）

第2章

緑内障・加齢黄斑変性症・糖尿病網膜症は手術なしで自分で治せる

生活習慣を改善することで、目の病気が治っていく

◉目はからだの中でもっとも進化し、不調の影響を受けやすい

わたしは、「目の綜合医学」という観点に立って、生活習慣を改善する方法を患者さんに指導しています。

つまり、食事、運動、睡眠、ストレスなど生活習慣を綜合的に改善する方法です。病気になったからだは、さまざまな代謝が異常を来し、血液循環は悪くなり、免疫にも異常が生じ、免疫力も低下しています。それらの異常は、薬によって元の正常な状態に戻すことは不可能だと、断言してもよいでしょう。

それらからだのシステムの異常は、主に生活習慣によってもたらされています。

それは悪しき習慣で、内容がよくない食事、過剰なストレス、運動不足、夜型の生活と睡眠不足、アルコールの飲み過ぎ、甘いもののとり過ぎ、喫煙などです。

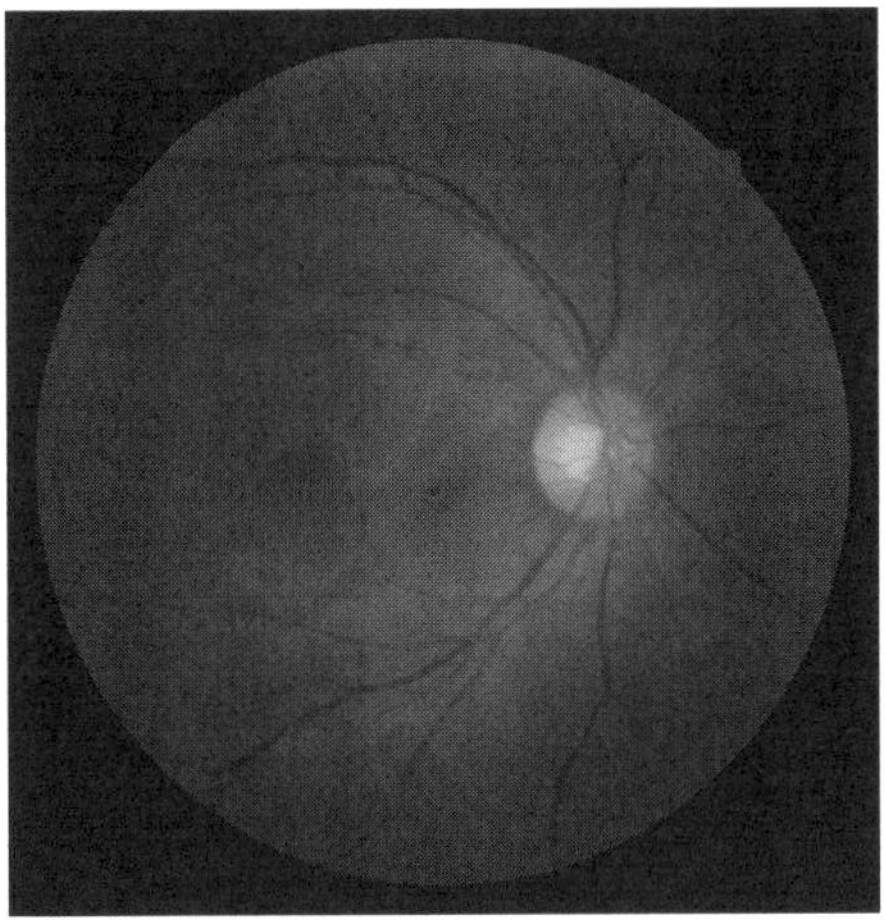

正常な眼底の写真

悪い生活習慣が主な原因として、緑内障、黄斑変性症、糖尿病網膜症などの目の生活習慣病が発症しているわけですから、それらの病気を改善するためには、悪い生活習慣を改めることが基本的なこととして求められるでしょう。

非常にシンプルな考え方ですが、それが正しい方法であると、わたしは考えていますし、これまで数多くの患者さんたちに指導してきました。実際、生活改善を実践すると、これらの病気が改善してきます。劇的によくなる場合も少なくありません。

目は、わたしたち人間のからだの中で、もっとも進化しているといわれる器官です。

目は脳の出先器官であり、人体で高度に分化した精密機械であるともいえます。それゆえ、からだが不調になると、いち早くその影響を受けやすいといえます。

このことからも、目の生活習慣病を予防・改善するためには、生活習慣の改善を実践して、全身状態をよくすることが求められます。

◉緑内障の眼球摘出からまぬがれた人

高い眼圧が下がらず、それどころかますます眼圧が高くなっていくと、眼球を摘出する場合があります。

緑内障の眼圧を下げるための一般的な治療は点眼薬ですが、眼圧がどうしても下がらない場合を眼科医はいちばん恐れます。なぜなら、眼圧が上がると眼球に激しい痛みが生じるからです。その痛みに耐えきれず、患者さんは「眼球をくり抜いてほしい」と医師に訴えます。

このような患者さんに対しては、眼球を摘出することがあります。

実際にあった患者さんの例ですが、30半ばの男性は、ある日突然、右目が眼底出血を起こしました。眼科を受診し、検査を行った結果、網膜静脈分枝閉塞症による眼底出血とわかりました。レーザーによる眼底出血の治療や硝子体手術を計3回行いましたが、改善はみられません。

その4ヵ月後には、眼底出血の合併症として血管新生緑内障を発症しました。眼圧は高く、点眼薬を使用しても、ますます眼圧は上がっていき、しかも、目に激しい痛みが起こってきました。

そのため、医師から、手術で眼球を摘出する方法を勧められました。この男性は糖尿病もあり、HbA1c《ヘモグロビンエーワンシー》は10・2％もの高い数値でした。

この方が入院していた大学病院では、眼圧が下がらず、眼球に強い痛みが生じている患者さんに対し、4人部屋の3人までが眼球を摘出しました。この方は、眼球だけは取りたくないと、病院を逃げだしました。

そういう状況にあったとき、わたしの本を読んで、当クリニックを受診し、生活改善の実践をはじめたのです。生活改善のポイントは、毎日よく歩くことと、腹八分の食事です。真面目に生活改善を行ったところ、**2ヵ月後には眼圧が正常になり、新生**

血管も消失し、HbA1c《ヘモグロビンエーワンシー》も5・7%に改善していたのです。こうして眼球摘出をまぬがれることができました。 しかし、残念ですが、落ちた視力は回復できませんでした。

◉緑内障・加齢黄斑変性症・糖尿病網膜症はなぜ歩けば治るのか？

「目の綜合医学」において、大切な実行すべきことのひとつが、歩くことです。

歩くことが、生活習慣病の改善によいことは比較的よく知られているでしょう。

歩くと、高血圧の人の血圧が下がることや、善玉コレステロールが増え、悪玉コレステロールが減ること、中性脂肪が減少すること、血糖値や尿酸値の低下に効果があることなどがわかっています。

つまり、**歩くことは、さまざまな代謝を正常に戻す効用があるとわかります。そして、歩くことのいちばんの効用は血液循環を促進することです。**

後で詳しく説明しますが、目の生活習慣病を改善・予防する鍵は、血液循環を促進することです。そのための方法はいろいろありますが、もっとも効果が高く、まず行うべき方法が運動です。そして、運動の中でも、誰もが日常的に実践できるものが歩くことなのです。

しかし、こんにち、**目の生活習慣病に関しては、そういう発想を持っている医師は残念ながらあまりいません。その理由は、目の病気を局所の病気として捉えているからでしょう。知識として運動がよいとわかっていても、自分自身の体験がなければ、患者さんに熱意を持ってすすめることはないと思います。**

わたしは、目もからだの一部であり、しかも全身の健康状態を反映しているという見方に立って治療をしており、患者さんを指導しています。

簡単にいうと、目の病気はからだの状態を反映しています。ですから、全身状態をよくしない限り、目の生活習慣病は治らないのです。

その見方を反映していますが、治療として生活習慣を変えると、緑内障や加齢黄斑変性症、糖尿病網膜症などが確実に改善してくるのです。

◉1万3000歩以上歩くと、目の病気が改善する

緑内障や加齢黄斑変性症など目の生活習慣病の改善のためには、1日に1万3000歩以上を歩くことをすすめています。

なぜ、1万3000歩でしょうか。その理由のひとつは、筋肉が低下しないために最低限必要な歩数といわれるからです。

また、筋肉は血液循環にもかかわっています。とくに足の筋肉は、心臓のポンプ作用を助ける働きを担っています。筋力が強ければその分、血液循環は良好に保たれるし、筋力が低下すると血液循環も低下します。血液循環が良好なら、筋肉もよい状態が保たれます。

そして、血液循環がよければ、神経機能も正常に保たれます。

歩くことには、心身のストレスを解消する効用もあります。目の生活習慣病にとって、ストレスは大敵です。

以上のように説明できますが、実際、1日に1万3000歩以上を歩くのを習慣に

すると、目の生活習慣病が確実に改善していきます。その以前に1万3000歩よりも少ない歩数しか歩いていなかったときと比べると、明確に違いが出てきます。つまり、目の病気改善の効果がぐんと上がってきます。

そのことは長年、生活改善を指導してきて、確認できています。

なお、80歳以上の人の場合には、1日の歩数は1万歩でよいと考えられています。

【症例】

1．歩数を増やすほど眼底出血の改善効果がぐんぐん高まる（40代・女性）

正常眼圧緑内障だったこの女性は、右目の異常に気づいたときはすでに視野の一部が欠けていました。ある眼科で、治る見込みはないと言われ、眼圧を下げる点眼薬を使っていましたが、そのうち眼圧が上がり始めてきました。医師にレーザー治療をすすめられましたが、レーザーを受けるのが嫌で、当クリニックを頼ってこられました。

そこで、歩くことと食事療法、睡眠など生活改善を行うようにすすめました。真面目に実行したところ、眼圧も下がってきて、視力も回復してきました。ところが、その1ヵ月後、左目が眼底出血を起こしました。仕事中にパソコンをしていて、パソコンの文字が欠けて見えたといいます。

網膜中心静脈閉塞症による眼底出血でした。この女性はもともと強度の近視で、とくに左目の視力が悪く、左目も緑内障になる恐れがあると、以前かかっていた眼科で言われたそうです。

これをきっかけに、毎日1万3000歩、歩くようになりました。じつはその以前は、仕事の忙しさもあって、1万3000歩は歩けていなかったのです。

毎日、1万3000歩ほど歩くようになったら、出血が少しずつ引いていきました。順調に経過していましたが、眼底出血がわかってから半年後、出血がまた増えていることがわかりました。

そこで、1日の歩数を1万5000~2万歩に増やしたところ、半月後には出血がいちじるしく減ってきました。その2ヵ月後、1ヵ月ほど休職し、療養と生活改善に努めることにしました。この間は毎日2万歩ほど歩きました。その後、仕事に復帰してからも、土曜、日曜は1日に2万歩、歩き続けました。

それ以後は順調に回復していき、眼底出血は完全に消えてしまいました。右目の視野の狭窄は、完全には治っていませんが、少しずつよくなってきました。

この患者さんの場合、1万3000歩へ、さらに1万5000〜2万歩へと、歩数を増やすことによって、いっそうの改善効果が得られました。患者さん自身、歩くことの効果に驚いておられました。

2. 黄斑変性症の出血と白斑がわずか2ヵ月半でほぼ消失（73歳・男性）

この男性は、2013年の正月から左目の視力が低下し、視野の中心に膜ができて見えづらくなりました。ものがゆがんで見え、黒い膜が張っていました。ものがゆがんで見えるのを変視症といい、変視症は大半が黄斑部の病変によって起こります。

近くの眼科医院に受診し、眼底検査を行った結果、網膜の黄斑部に卵状の出血が認められると医師に言われたそうです。その医師にある大学病院を紹介され、受診し、検査を受け、加齢黄斑変性症と診断されたといいます。

そこでは、治療はアイリア（抗ＶＥＧＦ薬）の眼球注射に決められましたが、それを回避するためと、目の前の膜を取りたいために、当クリニックを受診しました。それがその年の2月のはじめのことでした。

このとき、左目の視力は０・８でした。生活習慣を聞き取ると、目にとってよくない習慣ばかりです。１００歳の母親を介護していることもあって、よく眠れず、睡眠時間は４時間です。甘いものが大好きです。タバコは52歳のときにやめましたが、それまでは30年間、１日15本吸い続けたといいます。アルコールは、３５０ミリリットル缶を1日1～2本、飲みます。

また、コーヒーは1日2杯ぐらいで、牛乳、チーズを毎日とっています。体調に関しては、便通は1日に1回で、鼻汁、イライラ、背中がこるなどの症状が慢性的にありました。高血圧症で薬の服用を続けていました。

運動は何もしないし、ほとんど歩くこともなかったそうです。

そこで、毎日1万３０００歩以上歩くこと、食事を改めること、過労とストレスを避けることなど、生活改善に努めるように伝えました。また、漢方薬を処方しました。
わたしの診察を受けに来てから、翌日からは毎日1万4000歩から1万5000歩ほど歩き続けました。午前と午後に5000～6000歩ずつ、歩いたそうです。わたしに教えられたとおり、一生懸命ではなく、ゆっくり、ぶらぶら、リラックスして歩いたといいます。

前述したように、この男性は以前はほとんど歩くことはなかったのですが、治したい一心で、長い時間歩くのも少しも苦痛ではなかったそうです。食事も気をつけ、母親の介護はありましたが、できるだけ眠るように努めたといいます。食事は和食中心にして、野菜を多くし、魚も食べるようにしました。

牛乳は好きでしたが、やめたそうです。代わりに豆乳を飲むようになったといいます。以前は毎日食べていたチーズはさほど好きではないので、簡単にやめられたとのこと。

こうして**生活改善に励んだところ、なんと2ヵ月で黒い膜が取れた**のです。再診にみえたのが初診から約80日後でしたが、診察室に入るなり、「黒いものが取れました」

と報告してくれました。左目の視力は０・８と変化がなかったですが、**眼底検査をすると黄斑部の出血と白斑がほぼ消失した**のです。

左目の変視症は変わらないままですが、わずか2月半少しで、こんなにもよい変化が得られたのです。思わず、２人で喜び合いました。鼻汁、イライラ、背中のこりも取れたそうです。

その後も生活改善を続け、再診2回目が7月25日でした。再診1回目からこのときまで、同じように毎日歩いているそうです。睡眠をよくとるように気をつけ、夜の10時に就寝し、起床は朝7時とのこと。便通は1日2回に増えたといいます。

左目の変視症はいく分は改善したと言っていました。視力は０・９に改善していました。眼底検査をしましたが、出血や白斑の再発は見られませんでした。順調に回復してきています。

そして、再診3回目が10月28日でした。生活改善について聞くと、1日に1万歩ほど歩いているとのこと、甘いものなどの間食はしないといいます。変視症はまだありますが、眼底検査では異常は見られませんでした。頭痛や肩こり、腰痛などの症状が消失し、心身ともに体調がよいと、喜んでいました。

その後も順調で、12月の終わりごろには、変視症も最初のころに比べ、ひどくなくなりました。ものを見た瞬間に、少しゆがんで見えるけれど、それ以外はほとんど、ゆがみに気づくことはないそうです。左目の視力は0・9程度で、メガネがなくてもまぁ大丈夫といいます。

高血圧については、血圧は下がり、安定しています。降圧剤の服用をやめても大丈夫と思われますが、本人はやめるのは不安なのでしょう。服用を続けています。

今も1日に1万4000〜1万5000歩程度歩いているそうです。ゆっくり、ふらふらと歩くと、時間がかかりますが、時間がかかるのは別に苦にはならないといいます。

冬の間は戸外を歩くのは寒いので、もっぱら、地下街を歩いているといいます。

なお、この男性が黄斑変性症になった誘因は、過去の喫煙歴、降圧剤2種類の10年間服用、乳製品の毎日の摂取、ストレス、過労、睡眠不足、運動不足などが考えられました。

降圧剤は、光過敏症をもたらす副作用があります。光過敏症は黄斑変性症の誘因のひとつになります。

それにしても、短期間の生活改善実践ですばらしい効果が得られた理由としては、たくさん歩いたことが大きいと思われます。歩くことの病気改善の効力のすばらしさに驚かされます。

3. 緑内障で視神経も傷害されたが、生活改善によって眼圧が正常になった（51歳・女性）

この患者さんは、2011年の6月に、左目の眼圧が高いことがわかり、緑内障と診断されました。左目の眼圧は30㎜Hgぐらいありました。眼圧の正常値は10〜21㎜Hgです。

眼圧を下げる点眼薬を使用しましたが、7月には手術も受けました。その後も、2013年の10月までにさらに2回、同じ手術をしました。しかし、左目は視野が狭くなっていました。左目は視力も落ちていました。

10月には、右目も眼圧が高くなってきました。このとき、眼圧は右目が33mmHg、左目が22mmHgでした。点眼薬や内服薬では眼圧がコントロールできなくなっていました。そのころ、わたしの本を読んで、来院されたのです。このとき、眼圧は右目が36mmHg、左目が22mmHgで、眼底出血もありました。

運動や食事などの生活改善を実践することによって、よくなる可能性があることを話し、生活改善に関しても要点を説明し、ぜひ実践するようにとおすすめしました。そして、2種類の漢方薬を処方しました。

早速翌日から、この女性は運動、食事をはじめとして、生活改善の実践に取り組むようになりました。

この方は仕事が忙しく、ウィークデーは歩きたくても歩けないそうです。そのため、スポーツクラブに入り、休日はジムで自転車をこぐなどの運動にもっぱらいそしんだといいます。

また、食事は和食にして、睡眠を十分とるように努めたそうです。残念ながら、眼圧は再診1回目は下がっていなかったのですが、再診2回目の12月の診察時には、眼圧は右目が17㎜Hgに、左目が14㎜Hgに下がったのです。そして、その後も、よい状態がずっと続いています。

数字を挙げると、2014年の1月が右目が21㎜Hg、左目が14㎜Hg、同2月が右目が15㎜Hg、左目が14㎜Hg、同3月が右目が15㎜Hg、左目が15㎜Hg、同4月が右目が14㎜Hg、左目が13㎜Hgです。

2014年の12月の時点で、生活改善をはじめてから1年2ヵ月がたちましたが、眼圧は左右ともに一桁になっています。

視力は、左は戻らないままで、見えづらいそうです。右目も視力は少し落ちていましたが、左目ほどではなく、視力は少し回復したといいます。この女性は、左目の視神経は傷害されています。

手術が嫌という気持ちが強かったこともあるでしょうが、生活改善を真面目に実践されました。そのがんばりには頭が下がります。

それはともかく、運動は、眼圧を下げる効果が非常にすぐれています。この女性の場合も、自転車をこぐなどの運動によって、血液循環がダイナミックに促進されたことが、眼圧を下げることに効いたものと思われます。

現在は、眼圧を下げる内服薬は中止し、点眼薬だけを使っています。眼圧がよい数値に保たれているのは、生活改善によるところが大きいと思われます。点眼薬はやめてもだいじょうぶだと思いますが、やめるかどうかは、本人の意思にまかせています。

4. 網膜中心静脈閉塞症による眼底出血が1ヵ月で減り、視野が広がった（39歳・女性）

この女性は、2013年の11月に、目の見え方がおかしいので近所の眼科に受診し、右目に眼底出血があるとわかりました。

「様子をみましょう」と飲み薬を投与されましたが、その10日後、再び診察に行くと出血が増えてきました。「おそらく、網膜中心静脈閉塞症でしょう」と言われ、大学病院の眼科を紹介されました。医師は、病名を軽い感じで言ったそうです。

大学病院で診察を受けたところ、網膜中心静脈閉塞症と正式に診断されました。治療はレーザーとのこと。「早いほうがいいですよ。今日、やりましょうか」と、せき立てられたそうです。眼球にむくみがありましたが、その処置としては、貯留した水分を注射で抜くと言われたといいます。病気のことはピンと来なかったそうですが、「最悪の場合は失明します」と言われ、愕然としたそうです。

この女性は、もともと強度の近視でしたが、メガネやコンタクトレンズを使用すると視力は出るので、この病気を発症する前は普段の生活には不自由はまったくなかったそうです。

他の治療を求めて、その2~3日後、ある眼科のクリニックに受診しました。そこでは、治療としてレーザーや注射、手術などの方法があると言われましたが、それらの治療は抵抗がありました。

この間、症状はどんどん進んでいっていました。日に日に見えなくなり、物の形が漠然とわかり、やっと光が白く見えるぐらいだったとか。携帯電話の番号を見るのに、両目で見ると焦点が合わなかったといいます。視力は矯正視力でも0・1も出なくなっていたそうです。明日の朝、見えなくなっていたらどうしようと、不安に襲われたそうです。

適切な治療法はないし、悩んでいましたが、11月の終わりに、わたしの本を書店で見つけ、12月の第1週に診察にみえました。本を読んで最初は、生活習慣の改善によって治るなんて信じられなかったようです。

この女性は神奈川県在住ですが、わたしの治療を頼って来られる人たちの大半は栃木県外にお住まいです。わざわざ遠方から来られるということは、「治せる」治療がないことを如実に表しているといえるでしょう。

初診のとき、「生活改善をして、からだ自体を変えていけば、目も変わってきて、目もよくなるし、からだもよくなります」と言うと、納得しつつも、生活改善と歩くことの重要性をごく普通のことのように説くわたしに、半信半疑の気持ちもあったようでした。

けれど、「西洋医学は、患者が一方的に医師に頼るもので、病気が治らなければ医師は患者のせいにする。治れば自分の治療がよかったと自慢する。生活改善が治療なら、自分で治療するわけだから、自分がやれることは何でもやってみよう」と思ったそうです。

歩く歩数は毎日、1万3000歩を守りました。食事は、以前とは食べるものをがらりと変え、調味料も以前とは違うものを用いるようになりました。大変だったのが早く寝ることでしたが、がんばって、早寝に努めたといいます。正月も、生活改善を守り、おせちも教えられた内容に沿ってつくったそうです。

わたしがすすめている食事の重要性、生活改善の大切さは、当たり前のことでしょうが、実践はなかなか難しいものです。それをこの方はだんだんと楽しむようになっていったのです。

最初の1ヵ月を徹底的して行った結果、食や生活への考え方が変わり、一見すると面倒で大変そうな治療方針が、からだが変わることへの喜びとなっていきました。その1ヵ月で正しい生活改善のリズムができ、それがその後も継続して実践する礎となったといいます。

こうして治療法としての運動、食事、睡眠などの生活改善を行ったところ、すぐに

1ヵ月後にはよい結果が得られたのです。出血がかなり減っており、視野が広がり、見やすくなったのです。これには、わたしも驚きました。仕事を持っておられましたが、この1ヵ月間は、つき合いも断り、生活改善に専念されたそうです。

歩くことについては、最初、1日に1万3000歩と聞いて、「えーっ」と思ったとか。しかし、はじめたのが冬で、厚いダウンジャケットを着て戸外を歩いたら、10分もたったら、からだがぽかぽかしてくるので、はじめた時期が冬でよかっと思ったそうです。

ウィークデーの仕事がある日は、勤め先の行き帰りに歩き、休みの日は車を使わず、歩くことに努めたといいます。最初のうちは、目標の歩数を満たすために、1回ですませようとしたそうですが、毎日歩くのが習慣になってからは、歩くことにまめになり、歩く機会があるとラッキーと思うようになったそうです。

食生活についても補足して紹介すると、朝は普通の食事はとらず、発芽玄米ジュースを飲みます（発芽玄米を買ってきて、発芽玄米と黒ごまに水を加えて、ミキサーにかけてつくる）。昼は弁当持参で、夕食は玄米菜食を自分でつくります。コーヒー、緑茶は禁じましたが、緑茶は抵抗なくやめられたそうです。水分は、生水と柿の葉茶で摂取します。

目については、開始から半年後にはほぼよくなりました。今では、ほんとうに出血していたのだろうかと思うくらいよくなっています。黄斑部のいちばん大事な部分にちょっとかげりがありますが、それがきれいになるのが目標で、がんばりどころであると、本人も語っています。

体調もよくなったそうです。以前は慢性的に頭痛に悩まされていて、痛み止めが手放せず、1日おきに服用していたそうですが、生活改善をはじめてからは、頭痛は2〜3回起きただけで、薬も服用しませんでした。

頭痛が起こらなくなったわけは、一言で言うと、血液循環がよくなったことにほかならないでしょう。

それにしても、網膜中心静脈閉塞症は、一般的には適切な治療法はありません。その治療が難しい病気がほぼよくなったのですから、歩くことの効果をはじめ、生活改善の威力に驚かされます。

ウォーキングで血流をよくする

◉歩くことが生活習慣病改善の秘訣

歩くことの最大の目的は、血流を促進することにあります。

緑内障や加齢黄斑変性症、糖尿病網膜症などの目の生活習慣病を改善する秘訣は、血流をよくすることにあるのです。

なぜなら、病気は血流がとどこおっている部分に発症します。病巣の部分は、血流がとどこおって、うっ血していたり、炎症を起こしていたりします。それは、血液が順調に流れていないから、うっ血や炎症が起きているということなのです。ですから、血液を順調に流してやれば、うっ血も炎症も取れるのです。

全身の血流を促進するもっとも効果的な方法が歩くことです。全身の血流をよくする鍵ともいえるのが、ふくらはぎなどの筋肉に備わっているポンプ作用です。

血液は、血液循環といわれるとおり、全身を循環します。その血液循環の動力源は心臓です。

心臓から出た血液は、動脈を通って全身の細胞に行き渡り、各細胞に酸素と栄養を届けます。そして、血液は二酸化炭素と老廃物を受け取り、静脈を通って心臓に戻ります。血液循環は心臓のポンプ作用が担っていますが、心臓に戻る血液は重力に逆らって流れなければなりません。これはたいへんなことです。それを助けるのが、ふくらはぎなどの筋肉のポンプ作用です。

歩いたり走ったり、あるいは、ふくらはぎをもんだりすると、筋肉の間を走っている静脈が圧迫されます。静脈には、血液の逆流を防ぐための弁がついています。そのため、静脈が圧迫されると、心臓へ戻る方向に血液は押し出されます。これがミルキング・アクション（乳しぼり効果）といわれるものです。走ったり、歩いたりすることによって、このミルキング・アクションは発揮されます。

また、片足立ちやスクワット、相撲の四股や股割りも、ミルキング・アクションを促す働きがあります。

このほか、ふくらはぎを揉むことによっても、静脈血を心臓へ送り返す働きが高められます。同様の働きは、足の裏やひざの裏を揉んでも得られます。

これらのうち、もっともミルキング・アクションを発揮でき、しかも安全に行えるのは歩くことです。

歩くことは、たいして運動にならないのではないだろうかと考える人もいるようですが、それはとんでもない勘違いというもの。歩くことは移動する手段ですが、同時にもっとも基本的な血液循環促進療法なのです。

歩く動作は、足を交互に前に出して移動するだけですが、実はダイナミックな運動で、下肢の血液を引っ張り上げ、全身の血液循環を促進する働きがすぐれているのです。

◉運動をすると視神経乳頭の血流が非常によくなる

前述したように、歩くことが目の生活習慣病の改善に効果があることの最大の理由は、目の血液循環をよくするからです。

血液循環がよくなると、水分の代謝もよくなり、そのことも目の病気が改善する理由のひとつです。

緑内障に関して、緑内障は目の生活習慣病であるとの見方に立ち、歩くことの効用を認めている現代医学の研究者もいます。

今から2年半ほど前のこと、東北大学眼科の中澤徹教授が行った講演を聴講しました。講演の題名は「緑内障診療の質を向上させるには」でした。

かいつまんで紹介すると、65歳以上の緑内障患者は２００５年では約10％でしたが、２０５０年にはなんと40％と、２００５年の2倍になると予想されているとのことでした。

そして、視神経の血流低下部位と視野障害が一致しているとのこと。血圧の低い人も緑内障が進行しやすく、収縮期（最大）血圧が低い人（１２５㎜Hg以下）は１・42倍、拡張期（最小）血圧が低い人は6倍、進行しやすいとのことでした。

さらに、「緑内障は生活習慣病である」ということを話されましたが、現代医学の眼科の研究者が、そういう知見を公に披瀝されたのは初めてではないでしょうか。

そして、運動をしたほうがよいという内容を展開されたのです。運動をすると、血流が悪い視神経乳頭の部分の血流が非常によくなっているといい、そのビデオを見せていただきました。

それまで、緑内障の改善に食事も運動もまったく関係ないというのが、一般の眼科で言われたことでした。それを打破する画期的な見解を中澤教授は示されたわけです。しかし、残念ながら、現在も緑内障の改善に運動も食事も関係ないとの見方が大勢です。

◉足には目に関連する経絡とツボがある

東洋医学では、〝気〟が全身を順調に巡ることによって健康が保たれると考えています。〝気〟は、人体エネルギーです。〝気〟の通り道が「経絡」で、経絡上の重要な箇所が「経穴（ツボ）」です。これらのツボに鍼やお灸をするのが鍼灸治療です。

わたしたちのからだには14の経絡がありますが、そのうちの脾経、肝経、腎経、膀胱経、胃経はいずれも、足から経絡がはじまり、上へとあがっていき、頭部までつながっています。しかも、足（くるぶしから下の部分、足裏など）には原穴（もっとも重要なツボ）が集中しています。

肝と目の関係はとりわけ深いし、また、腎と目も非常に関係しています。

このことから、足の裏にある、目と関係が深いツボを刺激すること、目の病気の予防・改善に役立ちます。

具体的には、それらのツボに鍼や灸をしたり、指で押し揉みしたりする方法があります。

青竹を踏んだり、足湯をして足を温めたり、足をよくきれいに洗ったりすることも、ツボを刺激します。

これらを含め、いろいろな方法がありますが、いちばん簡単で、いつでもどこでも、誰でもできる方法が歩くことだと言えるでしょう。

目と経絡の関係について補足すると、脾、膀胱はストレスと関係し、肝と胃は食べ過ぎ、運動不足と関係します。また、腎は浮腫（むくみ）、冷え、気力、記憶力などと関係し、胆は毒素反応と関係すると言われています。

いずれも、目の病気と関連が強いのですが、前述したように特に肝は昔から関係が深く、「肝は目の病気をつかさどる」と言われています。肝の異常は、不眠、イライラ、怒りっぽい、食べると眠くなるなどの症状に現れます。

◉歩くことは心身のストレス解消にもなる

わたしが目の生活習慣病の改善、予防のために歩くことを勧めている理由に、心身のストレスを取る効用が挙げられます。

なぜなら、歩くことは自律神経のバランスを整えるからです。

自律神経は、意思とは無関係に血圧や血液循環、各臓器の働きを自動的にコントロールしている神経です。活動のときに活発に働く交感神経と、休息のときに優位に働く副交感神経からなっています。

わたしがすすめているウォーキングの目的のひとつは、心身のストレスを取るためですから、速歩ではなく、ゆっくり歩くことをすすめています。速歩は交感神経優位になるし、一方、ゆっくり歩きは副交感神経優位になるからです。

心身のストレスは、副交感神経優位になることによって取れます。ですから、ゆっくり歩きをすすめているわけです。必死になって速く歩くと、交感神経優位になり、歩くことが逆に心身にストレスになるでしょう。

また、一生懸命に速く歩くと、からだが疲れ過ぎてしまいます。疲れると、よく眠れるのでよいという意見がありますが、病気治しのためのウォーキングは、疲れは禁物です。なぜなら、疲れるとよく眠れますが、それでは疲れが取れるだけで、病気が治るまでいかないのです。

これは非常に重要なポイントです。

わたしたちのからだは、傷ついた細胞や器官を就寝中に修復します。睡眠にはそういう効用があります。その修復機能がもっとも発揮されるのは午後10時から午前2時までの間です。

だからこそ、早めに就寝し、この時間帯に眠っていることが重要なのです。

そして、この睡眠の効用を十分に得るためには、前述したように、ウォーキングによって疲れ過ぎてはいけないのです。

◉歩くと免疫力が高まる

歩くことは、免疫力を高める効果もあります。

免疫のシステムは複雑ですが、そのひとつにマクロファージがあります。マクロファージは白血球の1種で、異物を飲み込んだり、体内の排泄物を回収したりする働きを担っています。免疫の元祖的な機能を持っているため、自然免疫といわれています。

マクロファージは体内の至るところに存在しています。血液中にいるのが単球で、脳にいるのがグリア細胞、肝臓にいるのがクッパー細胞です。

グリア細胞やクッパー細胞は、歩くことや運動することによって増えます。

また、歩くと血液循環が促進されますが、そのことによっても、免疫細胞が活性化します。いいかえると、免疫のシステムが正常に機能するための、重要な条件のひとつが血液循環が順調であることなのです。

目の健康を保ち、目の生活習慣病を改善、予防するためにも、免疫は重要です。免疫が正常に、十分に働くことによって、目の病気は改善してくるし、予防できます。

このことから、よく歩くことが重要ですし、生活面全般においても、免疫を高め、免疫を落とさないようにすることが大事です。

ウォーキングを続けるには

◉気持ちよさを感じる程度のペースで歩くのがよい

日本人は性格的に真面目な人が多いからでしょうか。歩くことが目の生活習慣病の改善によいとすすめると、ほとんどの人が毎日一生懸命歩くようになります。物事に取り組むその姿勢自体はよいのですが、一般的にがんばり過ぎる傾向があります。

がんばり過ぎの表れのひとつは、速く歩くことです。医学常識として最近、ぶらぶら歩くよりも、速めの歩きが健康効果や病気改善の効果が高いといわれます。その常識が広まっているからでしょうか。

ウォーキングを運動のひとつと捉えると、ぶらぶら歩きよりも、速歩のほうが効果が高いと考えるのは自然ともいえるでしょう。強い運動ほど、健康の維持・増進や病気の予防・改善の効果が高いとの刷り込みもあるように思われます。

しかし、**わたしが指導し、目の病気の人たちに実践してもらった結果から考えると、速く歩く必要はありません。普通の速度で歩けば十分効果が得られます。息が切れない範囲で歩けばよいわけですが、それは気持ち良さが感じられるスピードであり、その程度の速さでよいのです。**

とはいえ、速く歩くことがよくないとはいえません。心臓が丈夫で、しかも足腰も衰えていない人なら、速歩きやスロージョギングでもよいでしょう。効果が得られるし、マイナス面もとくに見当たりません。

ところが、中高年の場合は、速く歩き過ぎるとひざなどを傷めることがあります。これまでほとんど歩かなかった人が、速歩で1日に1万3000歩も歩くと、どうなるでしょうか。ひざや踵を傷めてしまうリスクが非常に高いでしょう。

また、歩数を短時間に稼ごうと思い、速く歩く人もいるようです。しかし、速く歩くほど疲れは大きいわけです。前の項で説明しましたが、疲れ過ぎると、かえって病気回復の力は低下してしまいます。

1日1万3000歩以上を歩くのを目標にしますが、前の頃でも述べましたが、疲れ過ぎないようにしなければなりません。

◉1日に3〜4回に分けて歩くことがおすすめ

これもがんばり過ぎの表れでしょうか？　たくさん歩こうとして、一度に1万歩も歩く人がいます。**1万歩を歩くには普通、1時間半はかかるでしょう。よほど何時間もぶっ続けて歩くのに慣れている人や体力がある人でなければ、一度にこれだけ連続して歩くのはけっこうたいへんです。**

このような無理をすることはおすすめできません。目標の歩数を一度に満たすのは、合理的ではありますが、ひざなどを故障するリスクも高まるし、疲れも大きいからです。

それではどうすればよいかというと、**望ましいのは、1日に3〜4回に分けて歩くことです。一度に歩くのは30分を限度にします。**歩数にして一度に4000歩少々です。それが1日に3回なら、1万3000歩近くなるでしょう。

たとえば、朝起きてから早い時間と、昼食後、そして夕方の晩ご飯前の3回に分けて歩く方法があります。

そして、夕食後には、できれば歩かないほうがよいでしょう。なぜなら、体が目覚めるからです。先の項で、速歩きは交感神経が優位になり、一方、ゆっくりのぶらぶら歩きは副交感神経優位になると述べました。

理論的にはそのとおりですが、一度に4000~5000歩を歩くと、ぶらぶら歩きでも、それなりにからだは興奮します。すると、就寝すべき時間が来ても、興奮が完全には鎮まっていないので、すんなりと眠りにつけません。

わたしは生活改善の基本として、早寝をすすめていますが、早い時間にスムーズに眠りにつけるためにも、夕食後にはあまり歩かないほうがよいと思います。

●仕事で歩く人は、あと少しプラスすれば1万3000歩になる

日本人の1日平均の歩数は、男性7139歩、女性6257歩です（「平成24年国

民健康・栄養調査」の結果)。女性より男性のほうが歩数は多いのですが、この傾向は全体の平均だけでなく、年代ごとでも同様の結果を示しました。

健康の指針のひとつ「健康日本21」では、成人男性9200歩、女性8300歩以上を1日の目安としています。また、一般的には区切りの良い「1日1万歩」を目標に歩くようすすめられることが多いようです。

仕事を持っていて毎日車以外で通勤する人は、通勤や帰宅時に歩くだけで、歩数はかなりの数に上る場合があるでしょう。人によっては、それだけで6000歩や7000歩になる場合もあると思います。また、外回りが多いなら、仕事で出歩くだけで1万歩やそれ以上歩くこともあるでしょう。

仕事などの用事で歩く人の場合、その機会を活用し、工夫することによって、歩数を増やすことができます。たとえば、帰宅時を利用して歩く方法もあります。職場の近くや通勤の途中の駅、最寄り駅の近くなどに、歩くのに格好な場所があるなら、寄り道して、そのコースを歩くとよいでしょう。

◉ショッピングセンターや地下街は格好のウォーキングコース

真夏の暑い日や冬の寒い日は、戸外を歩くのは嫌なものです。

夏の炎天下にジョギングやウォーキングをすると、心臓の細胞が障害を受けると言われます。心臓に障害がある人にとっては、危険な場合もあるでしょう。

冬の寒い戸外も同様に、心筋梗塞になったことがある人や心不全の傾向がある人にとって、心臓の大敵です。

そういう人でなくても、夏の炎天下や冬の寒い時に戸外を歩くのは、夏は熱中症のリスクがあるし、冬は心臓にとってけっしてよいとは言えないでしょう。

それでは、どうすればよいでしょうか?

答えは簡単、屋内を歩けばよいのです。

都市には、地域によっては大型のショッピングセンターやショッピングモールがあります。店内が非常に広いので、1階、2階を何周か歩くと、歩数は数千歩に上るでしょう。

実際に、暑い夏や寒い冬には、車で大型のショッピングセンターまで出向き、そこで歩くのを習慣にしている人もいます。

また、都市によっては、大阪など地下街が発達しているところもあります。お店が並んだ地下街なら、夏は戸外よりも涼しいし、冬は暖かいですから、気候の面からは快適に歩くことができます。加えて、ウィンドーショッピングが好きな人なら、なお歩くのが楽しくなるでしょう。

◉歩く習慣が身につくと、もっと歩きたいという気持ちがわいてくる

不思議なものですが、毎日かなりの歩数を歩くのが習慣になると、歩くのが楽しくなってきます。なぜか、歩きたくてたまらなくなるのです。

どうしてでしょうか。からだが、歩く爽快さや歩いた後の気持ち良さを覚えるからでしょうか。マラソンやジョギングをする人は、ランナーズハイという状態になることがあるといわれます。長時間走り続けると、気分が高揚してきますが、それがランナーズハイです。

ランナーズハイは、脳からエンドルフィンが分泌されるためとの説があります。エンドルフィンは、脳で分泌され、脳内で機能する神経伝達物質のひとつです。モルヒネと同じように鎮痛作用があり、多幸感をもたらすと考えられています。そのため「脳内麻薬」と呼ばれることもあります。

ウォーキングについても、何十キロも歩いて、ランナーズハイと同じような気分になったという話がないわけではありません。しかし、本当にそうなるかどうかは不明です。もし分泌されると仮定しても、1万歩歩いた程度では分泌されないでしょう。

それよりも、歩きたくなるわけは、血液循環がよくなるからではないでしょうか。歩くと、下肢のふくらはぎの血液が動き、上に上って行く、下肢が軽く感じられます。その気持ちがよいのがわかると、歩きたくなります。

また、歩いた後の気持ちよさも、歩きたくなるきっかけとなるに違いありません。そして、歩くのが習慣になると、体調がよくなりますが、そのことも、また歩きたくなる動機となるものと思われます。

◉1日1万3000歩が難しいなら、まずは少ない歩数からはじめよう

目の生活習慣病がある人は、メタボリック・シンドロームや生活習慣病の人が少なくありません。一般的にこういう人は、歩こうと思っても、あまり歩けない傾向があります。

その典型は糖尿病がかなり進んだ人です。血糖値が高い状態が続くと、血液循環が悪いし、血液はどろどろしています。そのため、歩くのが遅くなります。ちなみに、このような人は寒がりますが、それも血液循環が悪いためです。

しかし、あまり歩けないからという理由で歩かないままだと、ますます血液循環が悪くなります。無理のない範囲で、少しずつ歩くようにしたいものです。

最初から1万3000歩歩くことは難しいので、まず無理せず歩ける距離を1ヵ月毎日続けて歩き、慣れてきたら徐々に距離を延ばすとよいでしょう。

1ヵ月単位でよいですから、1000歩ずつ、歩数を増やすことを目標にするようおすすめします。血液循環がよくなれば、その分、歩くのが速くなるし、時間や距離

も伸びます。

ゆっくり歩いて、からだが気持ちよく温かくなり、疲れが取れて、顔色がよくなるような散歩ができるようになったら、それはよい方向に向かっています。

くり返しますが、無理をせず、少しずつ歩数を増やしていきましょう。

◉ひざが痛くて長時間歩けない人には、ゴムを使ったひざ痛解消法がおすすめ

普段あまり歩かない人が、急に毎日一定以上の時間や歩数を歩くようになると、ひざに負担がかかり、ひざに痛みが生じる場合があります。

ひざなどに痛みなどの故障があると、歩きたいと思っても、思うように歩けません。1万3000歩などとても無理でしょう。

そういう人に、わたしはひざ痛解消法を紹介し、行うようにすすめています。ひざ痛解消法は、「運動に慣れるためのエクササイズ・足踏み」と「ひざ関節の屈伸」「ひざの開閉」からなっています。詳しい行い方は、イラストの説明を参照してください。

ゴムチューブを使ったひざ痛解消法

1　足踏み

まず、運動に慣れるためのエクササイズとして、「足踏み」を行う。

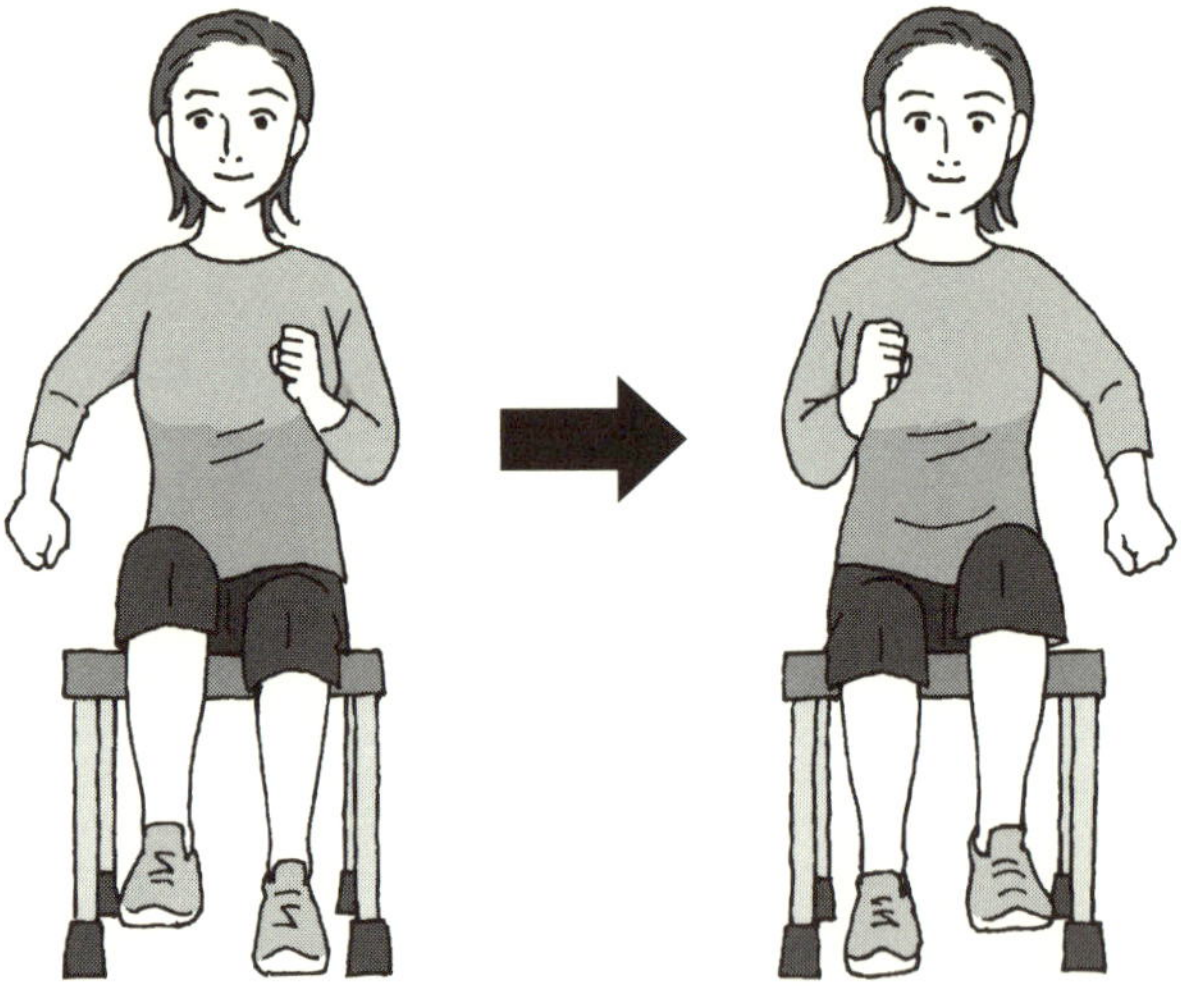

① 椅子に座って、足踏みをリズミカルに行う。

② 足を高く上げるのが目的ではないので、ひざ関節がゆるやかに動くイメージで行うとよい。

＊足を高く上げ過ぎたり、回数を多く行ったりすると、腰痛を引き起こすおそれがあるので注意しよう。

＊片足10回～20回を1セットにして、2セット程度行う。

2　ひざ関節の屈伸（前方）

ゴムチューブを用意する（トレーニング用のゴムチューブは、スポーツ用品店などで手に入る）。

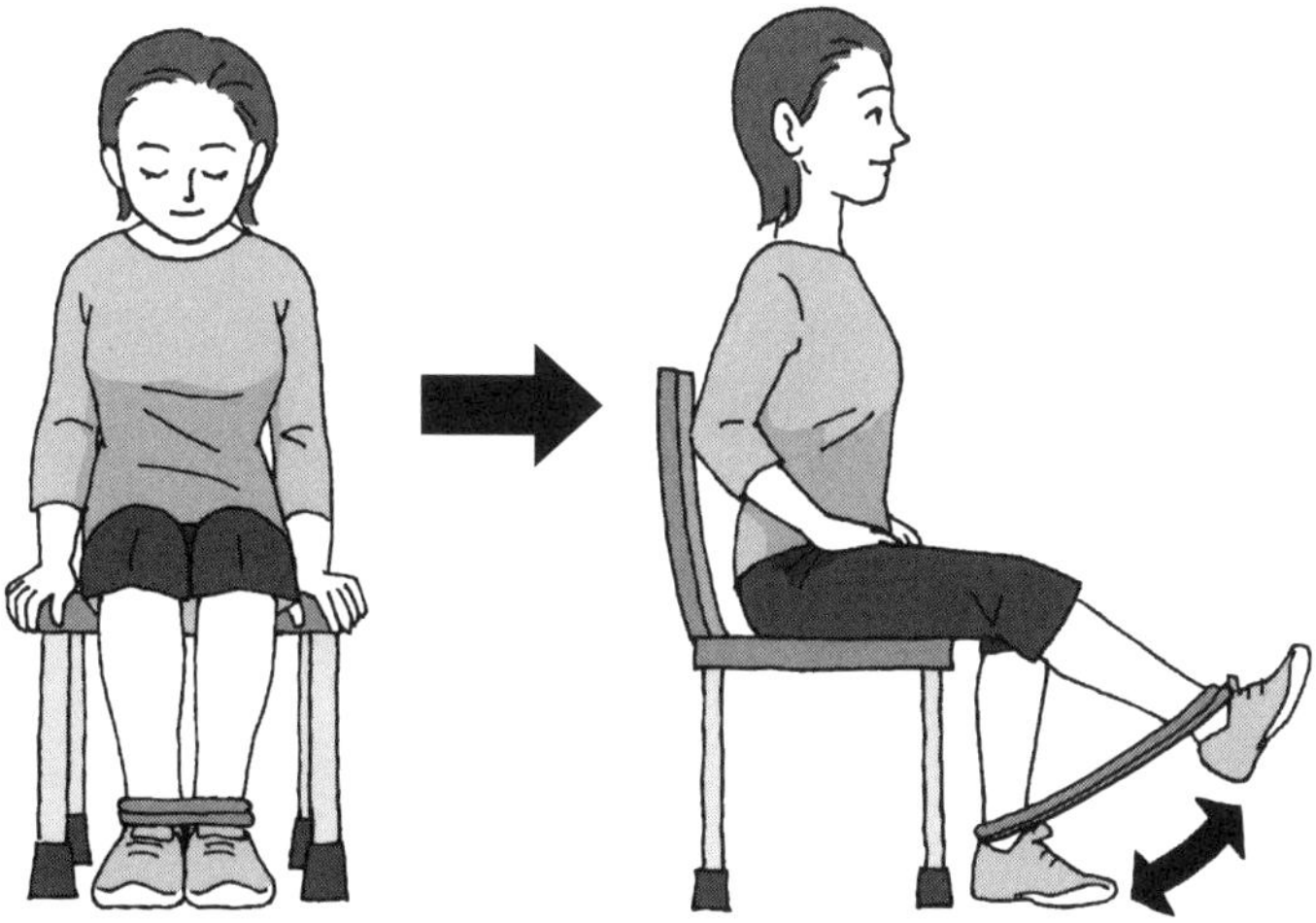

① 椅子に座って、左右のかかとにゴムチューブを巻き、両足をしばる。

② この状態で片足をゆっくり前へ伸ばし、ひざ関節を90度から45度の範囲で屈伸する。

＊この体操自体、下肢静脈の血液を流し、全身の血液循環を促進する効果がある。

3　ひざ関節の屈伸（後方）

前方が終ったら、後方の屈伸も行う。

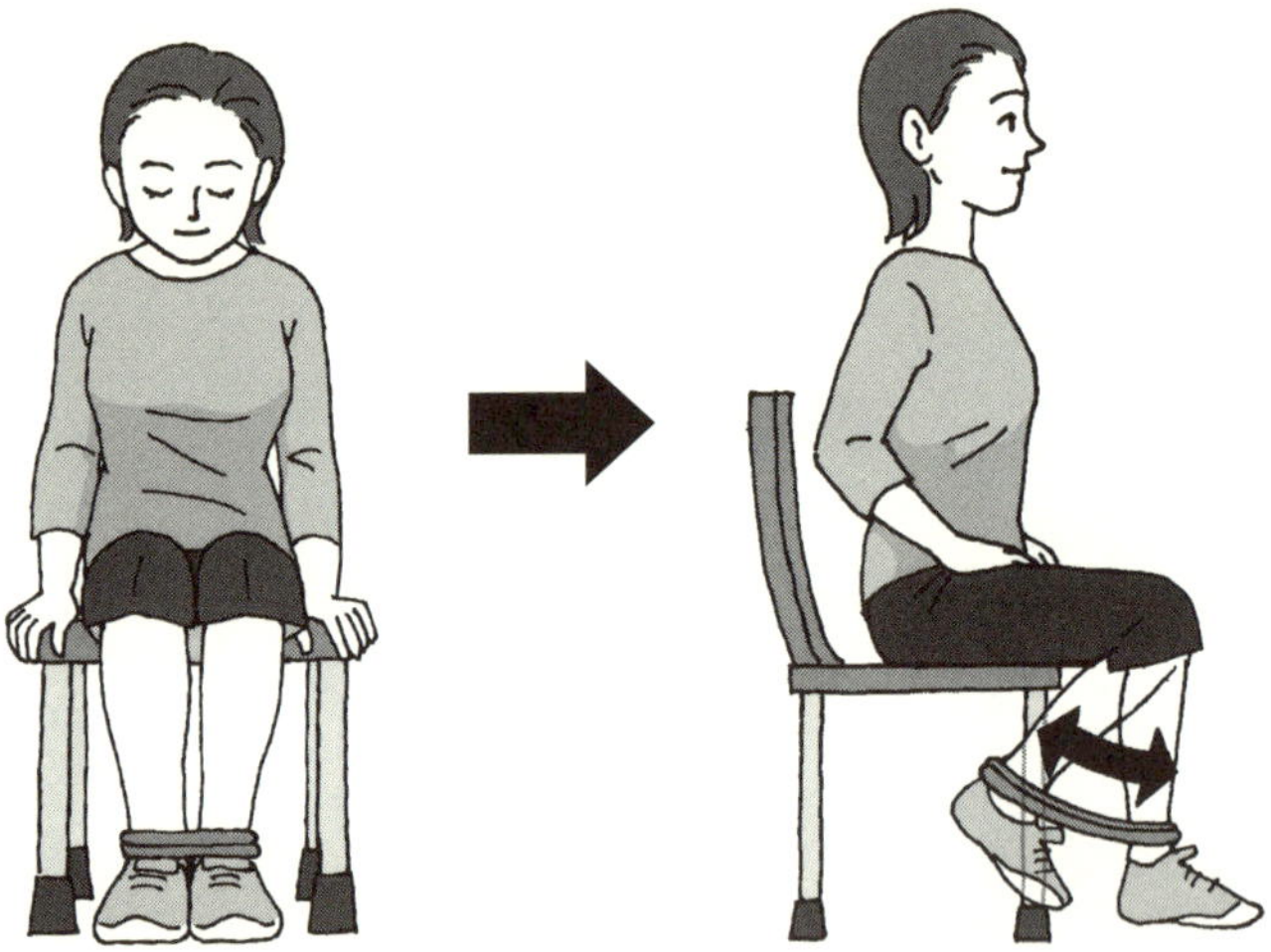

① 2のひざ関節の屈伸（前方）と同じ状態のままで行う。

② 片足をゆっくり後方へ曲げ、ひざ関節を90度から45度の範囲で屈伸する。

＊前方、後方とも左右交互にくり返し行う。反動をつけないで、ゆっくりと行うのがポイント。

4 ひざの開閉

同じゴムチューブを使って、次の運動を行う。

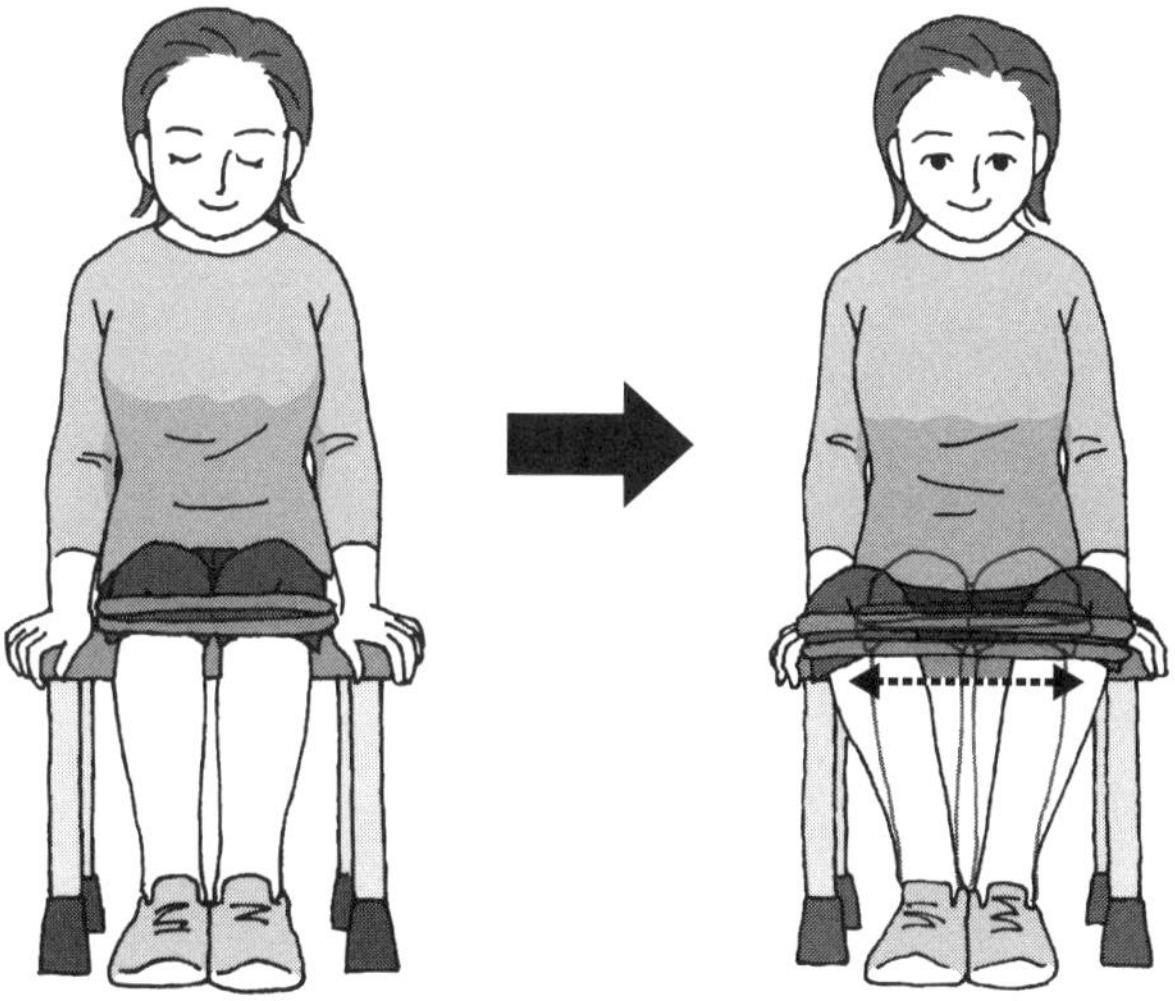

① 次にゴムを左右のひざに巻いて、両足をしばる。

② この態勢から、ひざを開く、閉じるという動作を交互にくり返し行う。

目の構造としくみ

◉目の構造を知っておこう

目の健康を考えるために、正常の目の構造や働きについてお話したいと思います。目の構造において、いちばん外側にあるのは眼瞼です。まぶたは、カメラでいうと、レンズキャップとシャッターを兼ねた役割を担っています。

目を前からのぞくと、中心に黒目（瞳孔）があり、その周囲が茶目で、いちばん外側に白目があります。白目が白いのは、その表面は透明な結膜におおわれていて、その下（奥）にある強膜の白い色が透けて見えるからです。

黒目は一般に〝ひとみ〟といいますが、医学用語では瞳孔です。つまり、瞳孔はひとみの孔（あな・穴）で、この奥に水晶体があります。

水晶体はレンズの働きをします。水晶体は透明なので通常、健康的な正常の水晶体

眼球の断面図（右目）

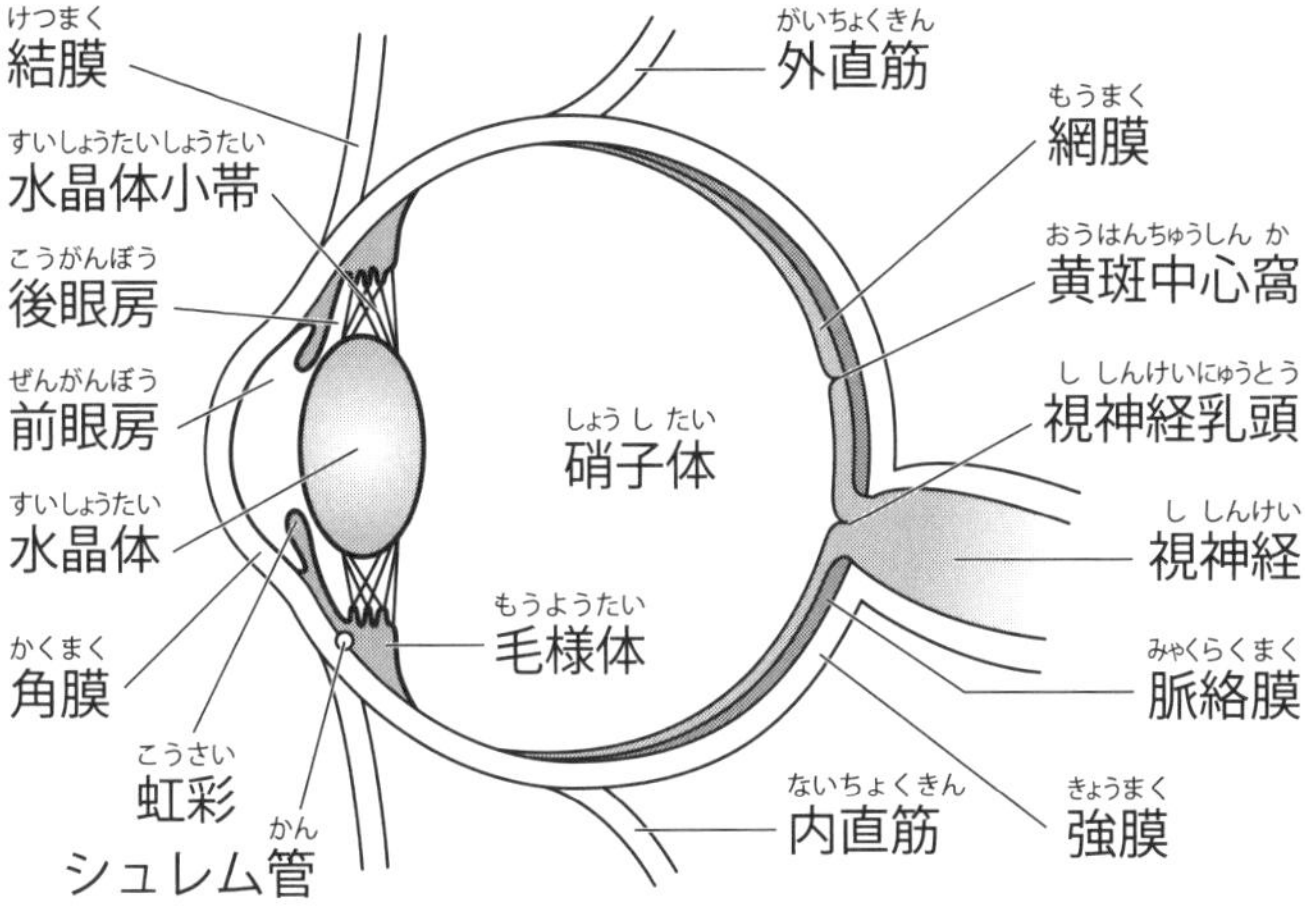

は外からは見えません。

黒目に相当するのは、眼球の外側に向いた表面をおおっている角膜です。角膜自体は、光を通過させるために透明になっています。透明な角膜を通って目の奥に入った光は、中で吸収され、反射しないので、角膜の部分が黒く見えるのです。

瞳孔の周囲は、日本人の場合は一般に茶色をしており、そのため、この部分を茶目と呼ぶこともあります。ただし一般には、この部分を含めて黒目と呼ぶこともあります。

眼球の大きさは、一般に直径2・4cmぐらいの球形です。

眼球の外側の膜は三層構造になっています。いちばん外側は、眼球の形を保つ透明な角膜と強膜でできています。中は、血管に富んだ虹彩と毛様体、脈絡膜です。いちばん内側は裏側をおおう膜で、視細胞の集合した網膜と呼ばれています。

光は、角膜を通過し、瞳孔から眼球内に入ります。瞳孔の周囲には、カメラの絞りに相当する虹彩があります。虹彩には、色素であるメラニンが含まれています。メラニンが多いと茶色になり、少ないと青くなります。白人の目が青いのは、虹彩のメラニン色素が少ないからです。

虹彩は、瞳孔を大きくしたり小さくしたりして、通過する光の量を調節しています。

網膜は、目のいちばん奥にあたり、ここに到達した光の刺激を電気信号に変える働きがあります。網膜には、光や色を感知するための視細胞があり、さらに情報処理を行うための神経ネットワークが張り巡らされています。また、網膜の外側には、血管を含んだ脈絡膜と、結合組織からなる強膜とがあります。

次に、眼球の中身のつくりについて簡単に説明しましょう。

角膜と水晶体の間の空間は、虹彩を境として前眼房と後眼房と呼ばれています。こ

正面から見た右目と付属器官

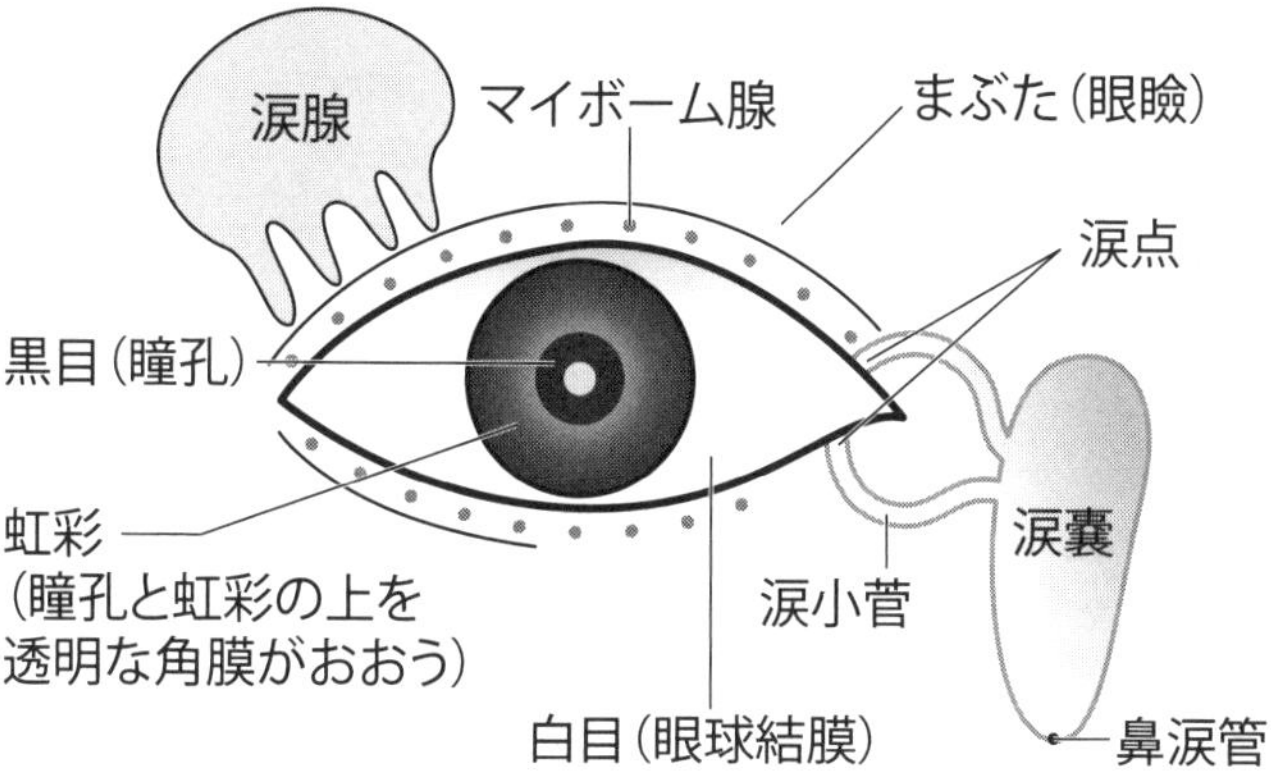

こは酸素やブドウ糖、たんぱく質を供給する液体（房水）で満たされています。房水は、毛様体でつくられ、後眼房へ分泌され、水晶体と角膜に酸素と栄養を補給しながら、瞳孔を通って前眼房へ流れ、隅角から目の外に出ます。

水晶体より奥の部分は、硝子体液と呼ばれる透明なゲル液が詰まっています。房水も硝子体液も、眼球の中の圧力（眼圧）を一定に保つ役割を担っています。

さらに、眼球の付属器官についても説明しましょう。

眼球には、さまざまな付属器官があります。眼窩骨、外眼筋、涙腺、眼瞼（まぶた）、睫毛などの付属器官は、目を支える、動かす、潤滑液を供給する、傷や感染から目を守るなどの働きがあります。

この他、涙管は、涙腺から出ている管で、その開口部から結膜に涙を供給します。外眼筋は、強膜には6本の筋肉がつながっており、眼球を動かしています。鼻涙管については、余分な涙は蒸発する他、涙管から鼻涙管に入って鼻に出ます。

◉目の生活習慣病において、もっとも重要な部分は「眼底」

目の中でも、この本のテーマとなっている目の病気と関わりが深い部分が眼底です。眼底というと、一般の人はなんとなく、わかりにくいのではないでしょうか。

眼底とは、文字どおり、眼球内の底（奥）のほうにある組織全体に対する名称です。ここには、網膜、脈絡膜、硝子体、視神経乳頭などがあります。

網膜は、目のいちばん奥に当たります。カメラでいうとフィルムに相当するたいせつな組織で、ここに到達した光の刺激を電気信号に変える働きがあります。網膜には、光や色を感知するための視細胞があり、さらに、情報処理を行うための神経ネットワークが張り巡らされています。

網膜は、場所によって感度が異なります。最も感度の高いのは中心窩といって、網膜の中心にあります。そこを取り囲むように直径1・5~2㎜の濃い黄色い部分があります。ここを黄斑といい、中心窩に次いで視力に影響する範囲です。ものの見え方の大半を占めています。

そのため、黄変部に病変が起きると、視力が強く低下するし、失明するリスクもあります。

強膜は、白目の部分です。眼圧を支え、目の形を維持しています。ちなみに、眼圧とは、目の中の圧力、つまり、目の硬さのことを言います。目の中で一定量の水(房水)がつくられ、それと同じ量が目から流れ出ていくことで、眼圧は一定に保たれています。

目の中でつくられる房水の量が増えたり、流れ出る量が減ると眼圧は上がり、逆の場合には眼圧は下がります。目を球形に保つためや、目の中の血液の流れをスムーズにするために、一定以上の眼圧が必要ですが、眼圧が高すぎると視神経が傷むなどの障害が出てきます。

硝子体は、眼球の大部分を占めています。無色透明の光の通り道で、網膜を傷つけにいようにクッションの役割も果たしています。

◉目はダブルウィンドー

目は外界を見るための窓であり、そして、からだの内部の健康状態を見せてくれる窓でもあります。つまり、ダブルウィンドーなのです。

目は血管が流れていますが、その流れている状態を観察することができます。からだの中で唯一、血管を血液が流れている状態を直接、顕微鏡で見ることができる器官なのです。生きている人間の血管と血液循環のさまが観察できるのですから、ほんとうに貴重な臓器なのです。

白目（眼球結膜）の部分が赤くなることがありますが、それには3つの原因となる病状があります。

ひとつは充血です。充血とは、からだの一部で動脈の血管が拡張し、血流が速くなり、その部分に通常より多く血液の集まっている状態です。赤く見え、温度も高くなっています。結膜炎、上強膜炎、虹彩炎、角膜炎などの目の病気で前眼部に炎症が起こると、からだはそれを治そうとして、大量の血液を送り込むことになります。

充血は、その結果として起こったわけで、眼脂（目やに）や目の痛み、異物感などの目の異常や症状を伴います。

2つめがうっ血で、うっ血の場合は、血液の流れがいちじるしく遅くなっています。細隙灯顕微鏡で目を観察すると、赤血球の流れが遅くなり、止まっているところもあります。いわゆる、血液のどろどろ状態です。

浮腫、つまり、むくんでいる場合もあります。さらにひどくなると出血します。これが結膜下出血で、3つめの原因となる症状です。

前述したように、目は全身の健康状態を映す窓でもあります。目の血管の動脈硬化を調べることで、全身の動脈硬化の進行程度がわかります。また、目の血管の状態から高血圧かどうかがわかることもあります。

さらには、目は脳の出先器官であり、目の血管の状態は脳の血管を反映しています。

眼底出血の仕方で高血圧や糖尿病がわかるし、視野の異常から、脳出血がどの部位に起きているかもわかります。

このように、目にはからだに関するたくさんの情報が含まれています。

◉緑内障、加齢黄斑変性症、糖尿病網膜症の治療にはリスクがある

緑内障や黄斑変性症、糖尿病網膜症などの目の生活習慣病は、人口の高齢化に伴い増加してきています。これらの病気の発症は老化や生活習慣を原因としています。生活習慣が原因として影響して発症する目の病気には、このほか白内障もあります。

これら目の生活習慣病のうち、通常の治療で比較的よくなる可能性が高いのは白内障手術です。といっても、白内障の治療は病変が現れている水晶体を取り除くわけです。悪いところを外科的に取っても、目のほかの部分はそのままですから、目を大切に使う必要があります。手術による後遺症もないわけではありません。

マイナス面もあります。白内障の手術をして水晶体を切除すると、網膜は老化しやすくなり、黄斑変性症を発症する確率が高まってきます。

緑内障や黄斑変性症、糖尿病網膜症については、現代医学の通常の治療法は残念ながら、これらの病気を治癒させることは難しいのが現状です。

緑内障や黄斑変性症、糖尿病網膜症では、レーザー治療が行われることが多いのですが、レーザー治療は視力を回復させるためのものではないし、視力改善の効果はありません。まして、病気を元から治すものでもないのです。出血などの病状を取り除くだけです。しかも、リスクが伴います。

第2章のまとめ

◎目の病気を改善するためには生活の改善が必要

➡目はからだの中でもっとも進化した器官

➡からだが不調になると、いち早くその影響を受ける

⬇

目の生活習慣病と（緑内障・加齢黄変変性症・糖尿病網膜症）の主な原因は、悪い生活習慣

⬇

【「目の綜合医学」という観点から】

➡食事、運動、睡眠、ストレスなど生活習慣を綜合的に改善

⬇

目の生活習慣病を改善・予防する鍵は、血液循環の促進

➡歩くことで、血液循環を促進

➡さまざまな代謝を正常に戻す効用がある

◎歩くことの効用

➡ふくらはぎの筋肉に備わるポンプ作用で全身の血流を促進

➡視神経乳頭の血流もよくなる

➡足には目に関係する経絡とツボがあるため、刺激すると目の病気や予防に役立つ

➡心身のストレス解消になる

➡免疫力が高まる

第3章

緑内障・加齢黄斑変性症・糖尿病網膜症はなぜ「歩けば治る」のか？

目の健康には、良好な血液循環が不可欠

◉歩くことで血流が改善し、緑内障、加齢黄斑変性症、糖尿病網膜症は治る

目の中を流れている血液の量は、重さ当たりに換算すると、脳の23倍もあります。とても大事な脳の23倍もあることからも、目がいかに重要な器官であるかわかるでしょう。

目はそれだけ高度な働きをしているのです。つまり、大脳皮質の半分以上が〝見る〟という行為に使われ、目の中心で見える画像解析だけで脳全体の４分の１を使用しています。

ちなみに、動物の中で人間ほど目がよく見えるものはいないといわれています。目が進化し、それとともに脳が発達したために、恐竜などの動物が絶滅した氷河期を、人間は生き残ることができたといわれています。

なぜ、歩くことが緑内障や加齢黄斑変性症、糖尿病網膜症など目の生活習慣病の予防や改善に役立つのでしょうか。それは、2章でも説明しましたが、一言でいうと、目の血液循環を促進するからです。前述しましたが、目の中を流れている血液量は、重さ当たりに換算すると脳の23倍です。

緑内障や黄斑変性症、糖尿病網膜症など目の生活習慣病がある人の目の血管は、血液循環が悪く、血液もドロドロしています。

うっ血していることがありますが、その場合、血液の流れが著しく遅くなっています。血液は、ドロドロ状態です。うっ血すると、目はむくみます。うっ血状態が続き、さらに悪くなると、出血してしまいます。

ところが、うっ血や浮腫（むくみ）、出血は、血液循環が促進されると、あっという間に治ってしまいます。

このことからも、目の健康にとって、血液が順調に巡ることがいかに重要であるか、わかるでしょう。

そして、そのための方法として、いちばんよいのが、ウォーキング、つまり歩くことです。

脳は酸素や栄養素をたくさん消費します。からだの中でまず、優先的に酸素や栄養素を必要とするのが脳です。

酸素や栄養素は血液にのって心臓から脳へ送られますが、1分間に心臓から脳に送られる量は1・4リットル程度です。血液にのって心臓から脳へ送られています。これを1日の量に換算すると、1・4×1440分（60分×24時間）で、2016リットルです。

膨大な量の血液が脳に送られるわけですが、歩くなど運動をすると、なんとその10倍もの血液が脳に送られるというのです。

前述したように、目は脳の一部であり、脳の出先機関です。ですから、脳の血流量が増えるということは、目の血流量も増加します。血流量が増加すれば、緑内障も加齢黄斑変性症も糖尿病網膜症も自然に改善してきます。

◉歩くことで眼底がきれいになる

眼底の病気で視力が低下する病態には多数ありますが、その中でもとりわけ出血と白斑と浮腫（むくみ）の3つが大きな原因になります。この3つをうまく消すことができれば、眼底をかなりきれいにすることができます。

出血と白斑と浮腫が視力低下につながる病気としては、糖尿病網膜症、加齢黄斑変性症、に加え、大量の眼底出血を起こす網膜静脈分枝閉塞症・網膜中心静脈閉塞症や、網膜の中心部の黄斑部に浮腫や白斑ができる中心性網膜炎などがあります。

出血とは、血管壁、または破裂した血管壁から血液が漏れ出ることです。白斑は、血管から組織中に漏出したたんぱく質や脂肪成分です。浮腫とは、細胞や組織内に水分が過剰に貯留した状態です。

では、これらの症状、状態に、どのように対処するのでしょうか。一般には、大量の出血は引きにくく、血液の循環をよくする薬を服用して経過をみることがよくあります。

浮腫（むくみ）に対しても、レーザーを行ったりしますが、決め手に欠け、よい方法がありません。白斑については、「これはもう取れません」と言われることが多いようです。

このように、一般的には、有効な方法がないのが現状です。

ところが、食事・運動・心などの生活習慣を改善する方法を行うと、出血や浮腫、白斑などが劇的に改善することがよくあります。

からだに関して、生活改善の目的は第一に血流をよくすることにありますが、血液循環が促進すれば、出血や浮腫、白斑なども治ってくるのです。

◉歩けば水分の代謝がよくなる

目は涙を分泌する器官であることからも、目にとって水分はなくてはならないものであることは、容易に想像がつくでしょう。

眼底には血管が通っていて、血管を通して酸素や栄養が送られます。ところが、角膜や水晶体や硝子体には血管が通っていません。血管があると、レンズ（角膜や水晶体)が透明ではなくなってしまいます。光を通すためには、レンズや硝子体は透明でなければならないのです。

それでは、これらの部分には、どうやって酸素や栄養が送られるかというと、角膜には涙が血管の代わりをして、酸素を送ります。まばたきをするたびに、涙は角膜の全面に行き渡り、角膜に酸素を送るのです。また、水晶体や角膜に栄養を届けているのは房水です。これら水分の働きによって、目のレンズは透明性を保つことができます。

目は水分が多いのですが、そのために、非常にむくみやすい器官です。まぶたを強くこすると水がたまって腫れやすくなり、結膜を強くこすると水がたまって水ぶくれになってしまいます。

角膜の後ろと水晶体の前には房水という水があり、角膜はむくまないように、ナトリウムとカリウムのイオン交換によるポンプ作用で常に水をかい出しています。水晶体の後ろから網膜の前までの硝子体には、やはりドロドロした硝子体液がつまっています。網膜が剥離するとそこに水がたまってしまいます。

目の状態をよくするためには、水分の出入りをよくすることが大切です。そして、水分をかい出してむくみを取るためには、血液の流れが順調であることが必要です。

血液がドロドロとしていると血液循環が悪くなっていますが、そうすると水分がどこおり、目は濁って、むくんできます。こうなると、視力にも悪影響を及ぼします。

目の健康を守り、目の病気を改善・予防するうえで重要なことは、目の血液循環が良好であること、水分代謝がよい状態で保たれていることです。きれいなさらさらとした血液が目のすみずみまで流れていると、さまざまな目の病気が改善・予防できるのです。

◉眼底がきれいになれば、浮腫や白斑もとれ、視神経の障害が改善する

「眼底」という言葉は、眼の底と書くことから想像できるでしょうが、眼球内部の後面です。

いちばん奥の奥、つまりここは目の奥底です。ここには網膜とともに視神経や血管があります。

加齢黄斑変性症などの病気になると、眼底はむくんだり、白斑ができたりしますが、眼底がきれいになれば、浮腫（むくみ）や白斑も取れてきます。

きれいな眼底とは、血液循環が順調に巡っている状態を指します。言い換えると、血液循環がよくないから、浮腫や白斑、出血が生じるのです。

それが血液循環をよくすると、出血は血管の中に吸収されていき、おさまってきます。

目の生活習慣病の中には、視神経が障害を受けていることがあります。

緑内障は眼圧が高いために発症する病気ですが、最近は正常眼圧緑内障が増えていることは第1章で述べました。

正常眼圧緑内障は、視神経が圧力に弱いため、正常範囲の眼圧でも視神経が圧迫され、それによって緑内障を発症するのではないかと考えられています。

一般的には、これらの病気は神経が障害を受けるから、視力がいったん低下すると回復しにくいなど、治癒が難しいと考えられます。しかし、血液循環を促進し、血流量が増えると、酸素や栄養素がその分よく神経細胞に行き渡るようになります。その結果、神経機能が回復してくるのです。

◉白内障やドライアイなど目の他の病気も改善する

緑内障や加齢黄斑変性症、糖尿病網膜症など以外の目の病気も、生活習慣の改善を実践することによって改善します。

白内障の直接的な要因は活性酸素ですが、白内障になる人は血液がどろどろで、血液循環も悪い傾向があります。糖尿病の人は、糖尿病ではない人よりも、はるかに白内障になりやすいし、年齢的にも早く発症します。

糖尿病の人は、血液がどろどろで、血液循環がよくないのですが、このことからも、白内障の発症には血液循環や血液の状態も関係していると考えられます。

白内障の場合も、他の目の生活習慣病と同じように、生活習慣を実践すると、視力がよくなってきます。

また、中心性網膜炎は、網膜の中心の黄斑部がむくむ病気です。片方の目に発症し、ものがぼけたり、ゆがんだり、左右で大きさが違って見えたりするし、視力も低下してきます。

前の晩にお酒を飲み過ぎたり、眠り過ぎたりした場合、起きたときにまぶたがむくんでいますが、起床して2～3時間すると解消します。ところが、中心性網膜炎によるむくみは、慢性的なもので、治療が必要です。

中年の男性によく見られ、発症の要因としてストレスや過労が指摘されています。つまり、血液循環や水分の代謝が悪いことが影響していると考えられます。

目に浮腫（むくみ）が起きても、血液循環や水分代謝が円滑であれば、余分な水分は血流にのって排泄されます。ところが血液循環や水分代謝が低下していると、血液や水分の流れがとどこおっており、浮腫はいつまでも取れなくなります。

よく歩くことなどによって、血液循環と水分の代謝を促進することに努めると、中心性網膜炎は改善してきます。

現代に多い目の病気にドライアイがあります。わたしたちの目は、涙がすぐ乾かないように、まぶたにあるマイボーム腺の皮脂腺から脂肪が分泌され、その脂肪が角膜の表面に膜をはっています。

そのマイボーム腺の皮脂腺が詰まって、脂肪が適度に分泌されないと油膜ができないので、目はすぐ乾いてしまいます。

また、涙の分泌自体が減ると目が乾くことになります。まばたきの回数が少ないことによっても、涙の分泌が減り、乾きやすくなります。

マイボーム腺の皮脂腺が詰まりやすいのは、甘いものや脂っぽいもののとり過ぎによって、脂肪の分泌が増え過ぎることと、血液がドロドロになって血液循環が悪くなることです。水分の代謝も悪くなっているし、そのことも関係しています。

涙の分泌は自律神経に支配されています。ストレスが多い現代は、交換神経が優位になっているので、分泌が抑制され、涙が減る原因となっています。また、パソコンやスマートフォンなどのＩＴ器機を長時間使用し、液晶画面を見ると、まばたきをする回数が減り、涙の分泌が抑えられます。

ドライアイになると、目が疲れやすいし、目がゴロゴロして痛むし、光がまぶしくなり、はれぼったくなり、目がしょぼしょぼし、肩こりになったりします。これらの症状に悩まされている人は非常に多いのですが、歩くなど生活習慣を実践することによって、簡単に改善できます。

目の生活習慣病の改善に効果的な食事療法

◉効果を高めるために、患者さんへの食事指導を行っている

血液循環のよしあしには、食べ物や食事も関係します。

わたしたちのからだは、食べ物として摂取したものを材料にしてつくられます。簡単に言うと、日々食べたものの集積が「からだ」なのです。

「医食同源」とか「薬食同源」という言葉を聞いたことがあるでしょうか。「医食同源」とは、病気を治療するのも日常の食事をするのも、ともに生命を養い健康を保つために欠くことができないもので、源は同じだという考えです。古くから中国にある、からだによい食材を日常的に食べて健康を保てば、特に薬など必要としないという

「薬食同源」の考えをもとにした造語といわれます。

目の生活習慣病の改善のためには、運動（歩くこと）とともに食事が重要です。食事の内容や食事の量は、血液循環のよしあしに強く影響するからです。

◉目の病気の改善には、少食がいい

目の生活習慣病治療のためには、食事に関しては、基本的なこととして、少食にすることが必要だと思います。現代人の多くが食べ過ぎの傾向があることから、極力、少食にすることが望まれます。

少食にしたほうがよい理由はいろいろありますが、ホルモンからみると、基本的な生理として、少食が適していることがわかります。空腹時に出る内分泌ホルモンとしては、アドレナリン、グルカゴン、甲状腺ホルモン、成長ホルモン、副腎皮質ホルモンの5つがあります。

一方、満腹時に出るホルモンは、インスリンしかありません。前者は血糖値を上げるホルモンで、後者は血糖値を下げるホルモンです。このことからも、人間の場合、空腹の状態が正常であるとわかるでしょう。ちなみに、満腹の状態が継続すると膵臓が壊れやすくなります。

食べ過ぎは血液をドロドロにするし、血液循環を悪くします。過食を続けた結果の肥満の人も血液がドロドロになっています。ドロドロの血液は、循環が悪くなっています。ですから、血液循環を促進するために、食事でまず大事なことは少食なのです。

動物は、少食にしたほうが健康になり、若々しく、長生きできることが動物実験でわかっています。しかも、目の病気に関しては、白内障にもなりなくいことが確認されています。

わたしたち人間の場合も、**少食を習慣にすると病気になりにくいし、たとえなっても、治りやすくなります。そのわけは、少食は、体内で活性酸素ができる量を減らすことができるからです。**活性酸素は、細胞を傷つけ、病気を引き起こす原因となりますが、消化活動によっても体内で発生します。少食にするとその分、消化活動は少なくてすむから、活性酸素の発生量も少ないのです。

消化活動が少ないとまた、血液が腸にばかり回らずにすみ、からだの他の部分に回り、それらの部分の病気を治す余裕ができます。

といって、すべての人がすぐに今日や明日からいきなり少食にするのは難しいという人が少なくないでしょう。

【ステップ1】

まずは、**間食や夜食をやめる**よう、おすすめします。間食や夜食が習慣になっている人は、食べないと「おなかがすき、かえって調子がよくない」「欲求不満だけが残る」という人がいるかもしれません。しかし、我慢し、1週間から10日程度続けてみてください。間違いなく空腹感を覚えなくなり、体調がよくなるはずです。体重が減る人もいるはずですが、それは今まで太り過ぎていた証拠のはず。ダイエットができると、前向きにとらえ、間食や夜食をやめましょう。

【ステップ2】

間食や夜食の習慣をやめることができたら、次は**腹8分目**にします。腹8分目とは、胃腸機能に20%の余裕を持たせ、からだの負担を減らすことです。「まだ食べられるけれど、これ以上食べたら満腹になる」という感覚が腹8分目のデッドラインです。

この段階で箸を置く習慣をつけましょう。

◉朝食を抜くだけで、食事は3割減らせる

【ステップ3】

ステップ1、ステップ2と進んだら、最後の仕上げに**食事を3割減らしましょう。**

そのための方法として、昼食を多くして、夕食を減らす仕方があります。日本人の場合、夕食がメインの食事になっており、量もいちばん多く食べているはずです。

この夕食メインの食生活では、食べる量を減らすのは難しいでしょう。そこで、**3食の割合を、朝食＝3、昼食＝4、夕食＝3とするのがおすすめです。1日の食事量に占める3食の割合をこのようにして、1日の全体量を減らします。**

定年退職後に自由な生活をしている人や主婦の場合、この方法がしやすいと思われます。しかし、仕事を持っている人の場合は、難しいかもしれません。日本人の昼食は一般に軽めで、時間をかけて食事する習慣もないからです。

一方、**朝食を抜く方法がありますが、このほうが現役世代には合うのではないでし**

ょうか。これまで朝食をとっていた人が、朝食を食べるのをやめると、それだけで1日の食事量は以前の7割程度になります。

朝食抜きの1日2食にして、夕食よりも昼食を多めにとるようにするのです。

つまり、以前の食事量を10と仮定すると、3割減らせば、7割になります。3食の平均的な割合は、朝食3、昼食3、夕食4といったところでしょうか。それを次のように変えるのです。

朝食＝0、昼食＝4、夕食＝3

これは1日の摂取量の中での比率ですから、いくらこの比率を守っても、たくさん食べてはなんにもなりません。食べ過ぎてよいということではないので、その点、誤解しないでください。

1日3食を習慣として続けてきた人の場合、朝食を抜くのは抵抗があるかもしれません。また、物足りない気がするし、実際に空腹を感じるでしょう。しかし、すぐに慣れます。

朝食の要不要については、医学や栄養学の専門家の間でも意見が分かれているとこ

ろです。しかし、わたしのこれまでの診療経験に基づいて言うと、朝食を抜いたほうが患者さんの体調ははるかによくなります。目の生活習慣病の改善・予防においても、朝食を抜くことは改善・予防の第一歩となるのです。

◉朝食に、発芽玄米ジュースや野菜ジュースを飲む方法もある

わたしは、目の生活習慣病のための方法のひとつとして、発芽玄米ジュースを考案し、患者さんたちにすすめています。また、手作り野菜ジュースも、目の生活習慣病の予防・改善に役立ちます。

この2つのジュースは、朝食抜きを実践したいけど、朝食を抜くともの足りないという人に取っても格好です。

玄米は、ビタミン、ミネラルなどの栄養成分を豊富に含み、血液状態の改善に働きかけてくれます。その玄米を発芽させたものが発芽玄米で、発芽玄米には玄米を上回る栄養があります。

発芽玄米には、白米の5倍ものγ（ガンマ）－アミノ酪酸（GABA）という成分

発芽玄米ジュースのつくり方

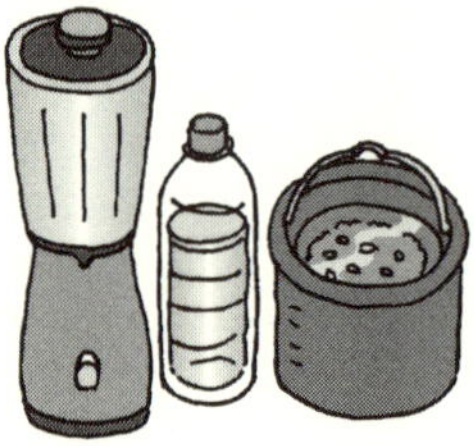

〈用意するもの〉 ミキサー

〈材料〉 水…180㎖
発芽玄米…1/4 カップ

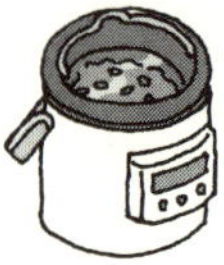

＊発芽玄米が簡単につくれる炊飯器も市販されている。

〈作り方〉

1

発芽玄米をよく洗ってから、ミキサーに入れる。

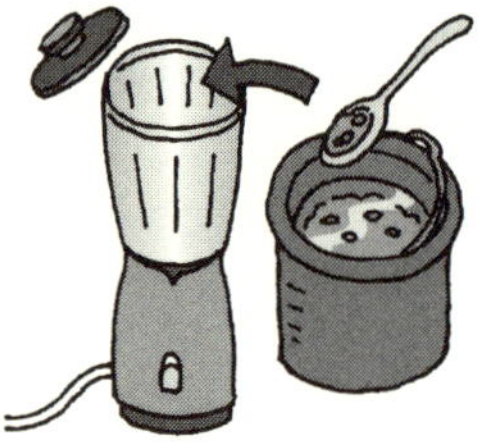

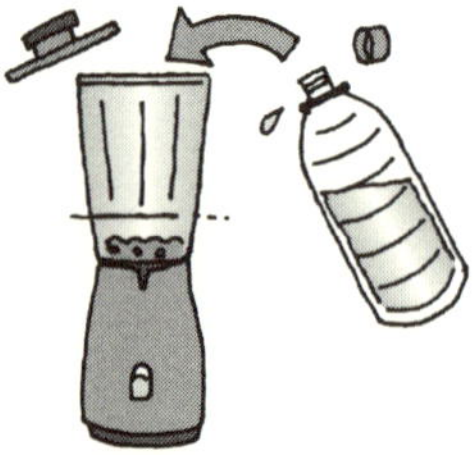

2

発芽玄米にかぶる程度だけ、水を注ぐ（水加減がポイント）。

3

ミキサーを回し、発芽玄米が細かくなるまで粉砕する（目安は5分）。ミキサーによっては、何回かに分けて回すとよい。

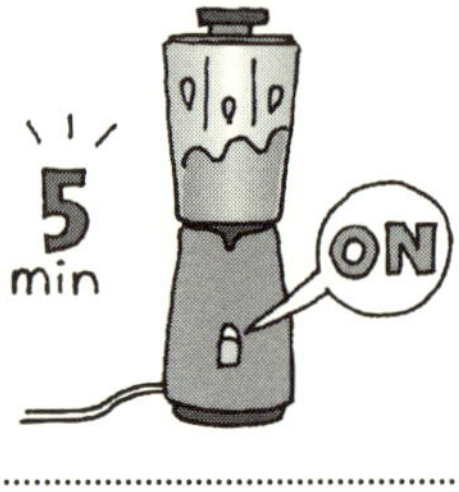

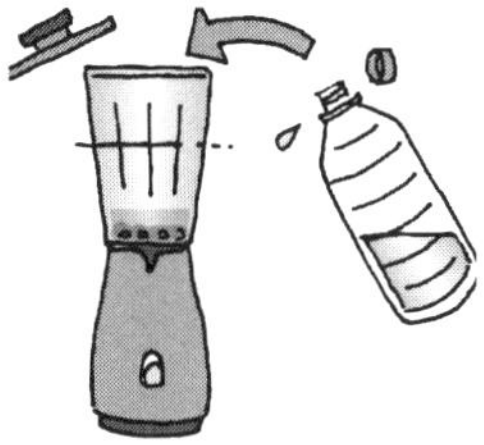

4

さらに残りの分量の水を加える。

5

均一に白濁するまで、再びミキサーを1分ほど回して、出来上がり。

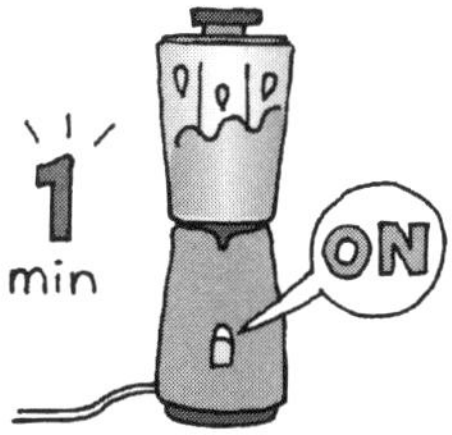

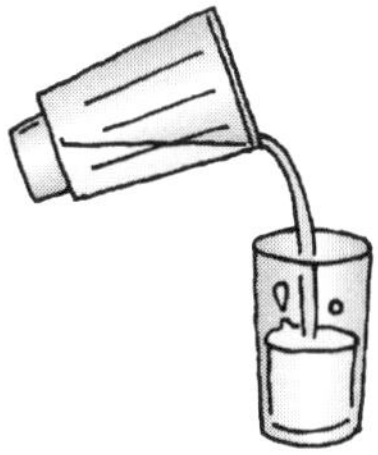

6

完成したものをグラスに注ぐ。

7

お好みで豆乳やはちみつなどを加えるといっそうおいしくなる。

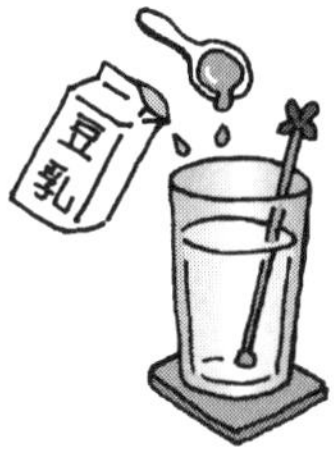

が含まれています。この成分には脳の血流量を増やす働きがあるため、この成分を摂取すると目の血液循環も促進されます。

しかも、発芽玄米は生米を発芽させるので、生の食品です。腸内で醗酵し、善玉菌を増やして、腸内の細菌バランスを改善します。

こういったことから、生の発芽玄米をジュースにして飲む方法を考案し、目の生活習慣病改善のために活用するようすすめています。

次に野菜ジュースですが、野菜には活性酸素を消去する作用がある抗酸化物質が多く含まれていることから、目の生活習慣病の予防や改善に役立ちます。

最近は、青汁の粉末や缶やペットボトルの野菜ジュースなど、加工品がたくさん販売されています。しかし、いちばん効果的なのは手づくりしたものです。できれば、旬の野菜を使ってつくりたいものです。

材料の野菜は、季節の旬の野菜を3種類ほど選び、よく洗ってから、適度な大きさに切り、ジューサーかミキサーにかけます。果物を、少しなら入れてもかまいません。

◉目の病気で、食べてはいけないものと積極的に摂りたいもの

次に紹介するのは、目の生活習慣病の改善・予防のための食事について、わたしがまとめた基本方針です。

【食事の基本方針】

1　未精白穀物、野菜中心食を中心とする
2　質の良いものを少食する
3　夜食、間食をやめる
4　朝食を抜く
5　水分を多くとる（尿の色が透明になるくらい）

日本人に合った食物は、玄米、野菜、海藻を中心にした玄米菜食です。玄米は栄養が豊富で、成分分析表を見ると、バランスのとれたすぐれた食品であるとわかります。

玄米の栄養分はほとんど糠の部分に集中しています。精米して糠を取り除いて白米にしてしまうと、栄養分はカロリーを除き、かなり少なくなってしまいます。

現代は、動物性食品を好み、精白した白米を主食にする人が極めて多いと思います。白米は玄米など精白しない穀類に比べて、食後の血糖値が上昇しやすく、それも欠点のひとつです。パンや麺も、精白したものがほとんどです。

食事を玄米にすることで、糖質や脂質のとり過ぎが抑えられます。そのわけは、白米は糖質食品であるし、脂質が多い食品とよく合います。それに比べると、玄米は相対的に糖質が少ないし、脂質が多い食品と味覚の点であまり合わないからです。

また、玄米にはビタミンCなど不足している栄養素はありますが、それらは野菜と海藻で補うことができます。

なお、最近は糖質制限食が、糖尿病の人たちを中心に、一部の人たちに人気になっております。糖質制限食をすると血糖値が下がりやすいと言われ、積極的にすすめている医師もいます。

しかし糖質制限食をすると、相対的に食事中の脂肪やたんぱく質の摂取割合が高く

食事の理想的なバランス

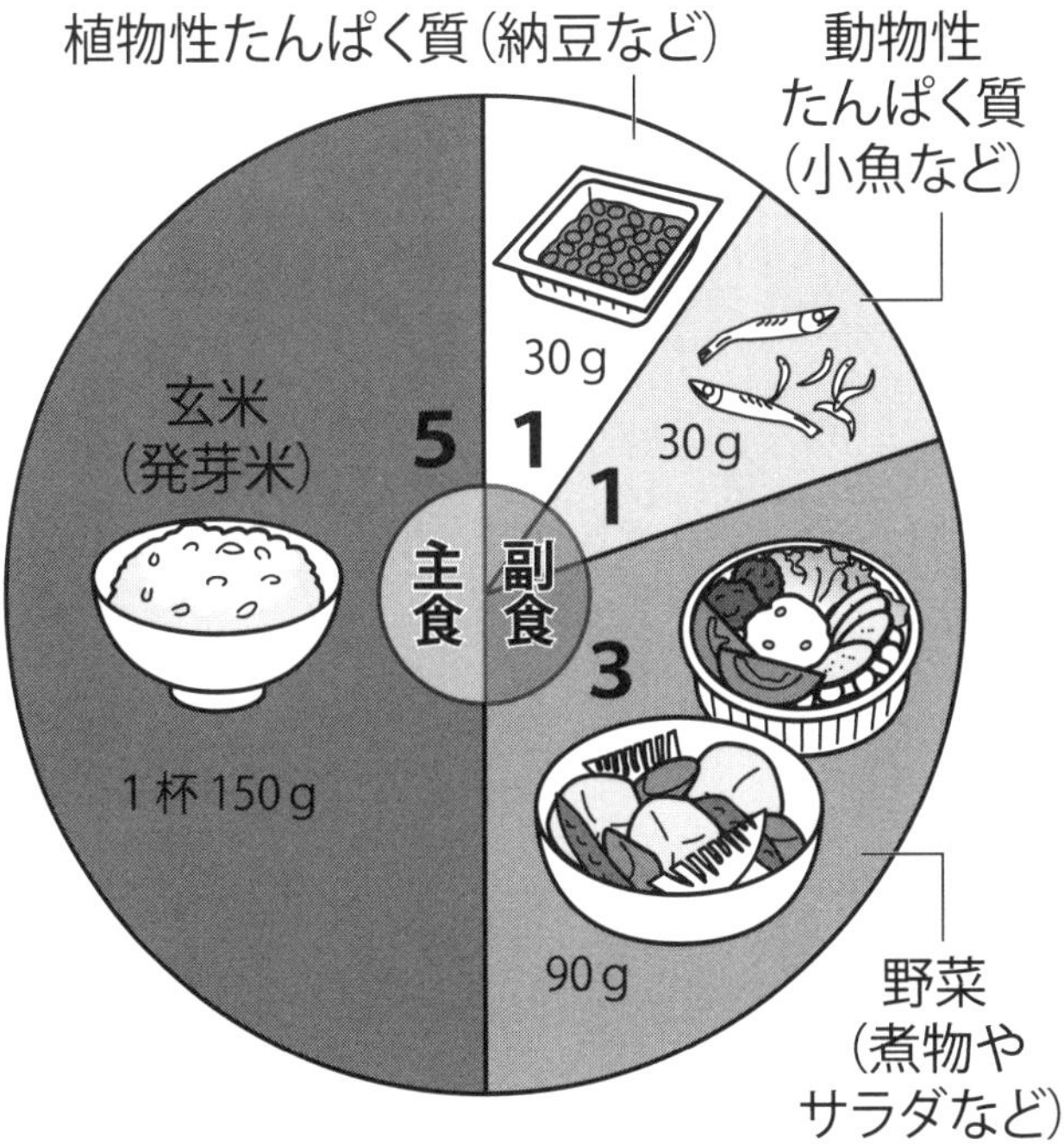

食事のバランスは「主食５：副食５」を基本に。副食の内訳は「野菜３：動物性たんぱく質1：植物性たんぱく質1」にする。

なり、寿命の短縮、心臓病・痛風・腎臓病・アレルギー・がんの増加などが起こりやすくなることが指摘されています。

糖質食品は食後の血糖値を上昇させますが、それは精白した炭水化物食品の場合です。精白していない玄米や雑穀は、食後の血糖値が急上昇することはありません。

わたしは食事に関して、常食したい食べ物や、主食と副食の摂取量の割合、副食のうちの動物性たんぱく質や野菜などの摂取量の割合などについて決めています。また、食品については、「食べ過ぎないよう、量を最小限に抑えたいもの」、「なるべく避けたい食べ物」などを決めています。

主食と副食の割合は、5対5が理想です。ただし、年齢や職業などで個人差があり、あくまでも、おおざっぱな目安です。

副食は、動物性たんぱく質（魚介類など）を1、植物性たんぱく質を1、野菜（海藻も含む）を3の割合で摂取するのが理想です。

なるべく避けたい飲食物に、白米、精白パン、精白めん類、白砂糖などを挙げていますが、理由は精白することによって栄養が減っているからです。

健康によいフードピラミッド

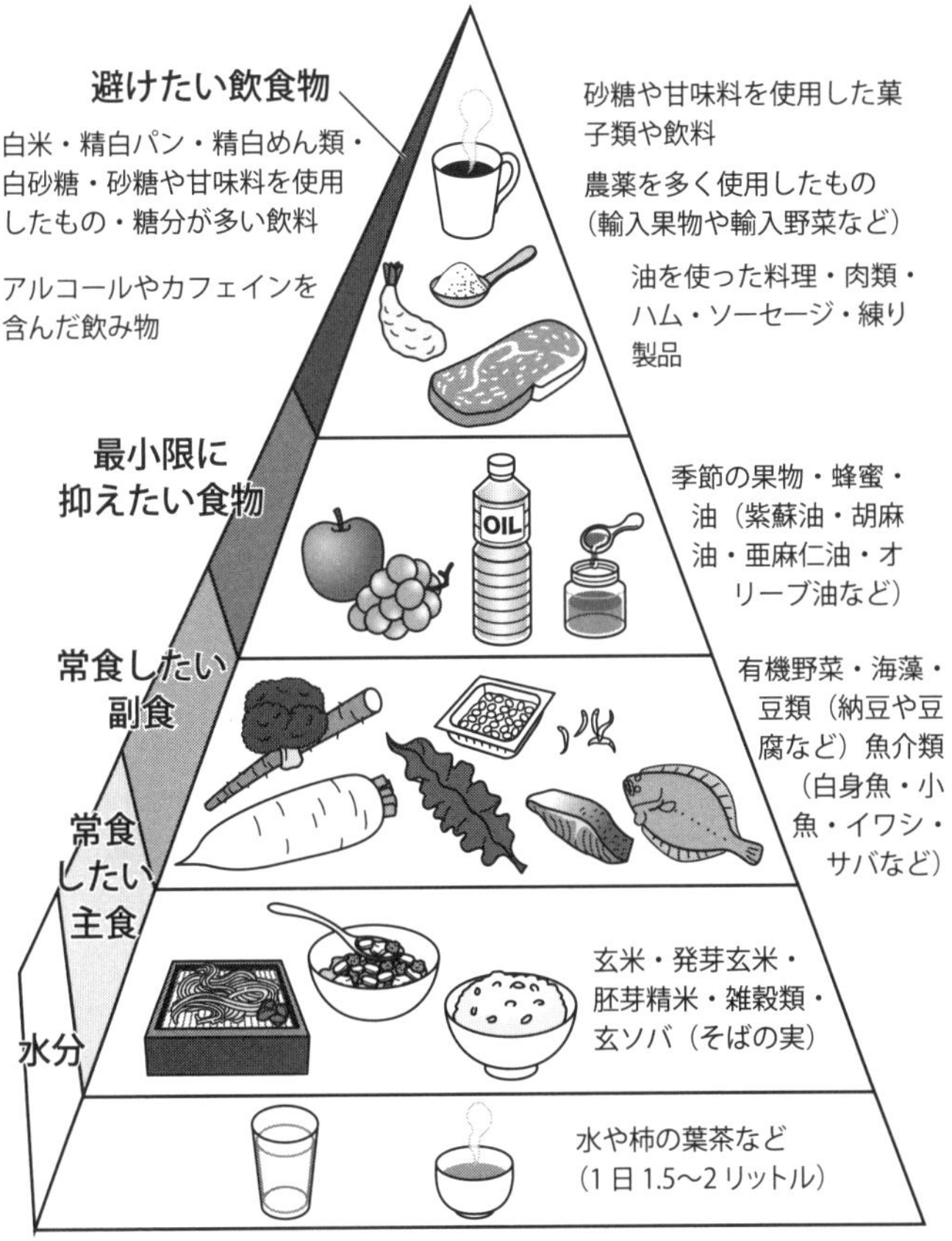
避けたい飲食物
白米・精白パン・精白めん類・白砂糖・砂糖や甘味料を使用したもの・糖分が多い飲料
アルコールやカフェインを含んだ飲み物
砂糖や甘味料を使用した菓子類や飲料
農薬を多く使用したもの（輸入果物や輸入野菜など）
油を使った料理・肉類・ハム・ソーセージ・練り製品
最小限に抑えたい食物
OIL
季節の果物・蜂蜜・油（紫蘇油・胡麻油・亜麻仁油・オリーブ油など）
常食したい副食
有機野菜・海藻・豆類（納豆や豆腐など）魚介類（白身魚・小魚・イワシ・サバなど）
常食したい主食
玄米・発芽玄米・胚芽精米・雑穀類・玄ソバ（そばの実）
水分
水や柿の葉茶など（1日1.5〜2リットル）

◉腸を正常化することが目の健康には大切

腸は、わたしたちの健康維持や病気予防にとって非常に重要な臓器です。

腸には、腸内細菌が約100兆個存在すると言われています。腸内細菌は、善玉菌と悪玉菌、日和見菌の3種類に大別できます。その名のとおり、善玉菌はからだや健康にとって有益な働きをしています。一方、悪玉菌は、その名のとおり有害な菌です。

健康な腸は、これらの細菌はバランスがとれ、悪玉菌はおとなしくしているし、日和見菌も有害な働きはしません。便の色は黄色くなり、酵素を排出し、便秘も下痢もしなくなります。排便状態もよく、便も、きれいな黄色で、悪臭はしません。

ところが、なんらかの原因によって悪玉菌が増加すると、便の色は黒くなり、毒素を排出するため非常に臭くなります。そして、便秘か下痢になります。悪玉菌が増えると、日和見菌も悪玉菌と同じように、有害な働きをするようになります。

悪玉菌のエサが、甘いもの、脂濃いもの、肉、アルコールです。善玉菌のエサは、タマネギやゴボウに入っているオリゴ糖です。ですから、善玉菌を増やし、腸内環境をよくするためにも、先に挙げたような食事が求められます。

腸の状態を悪くする食生活は、血液をドロドロにする食品を多食する食事です。腸の状態が悪ければ、血液もドロドロになりやすいといえます。一方、先に紹介した、未精白穀類、野菜中心の食事は、腸を健康に保つ食事です。

また、過剰なストレスや運動不足、過度の飲酒なども腸内環境を悪くする要因です。

最近は、腸と脳の関係が非常に注目されています。目も脳の一部ですので、腸の状態は目の健康にも非常に大切だと思います。

目のために最適な水分補給を

◉水をしっかり飲もう

サラサラした血液が全身を順調に循環するためには、一定量の水分の摂取が必要です。そして、血液をつくるためにも水分の摂取は重要です。

水分が不足すると、腎臓は尿をもう一度濾過し、体内の水分量を一定に保とうとします。水分不足や脱水したとき、尿の色が濃いのはそのためです。

朝起きてすぐはもちろん、午前中も、尿の色は濃く、濁っているものです。そのわけは、夜間の就寝中はほとんどの人が水分はとらないからです。

朝起きてすぐの尿は、老廃物がたくさん含まれています。老廃物はからだに不要ですから、早く排泄されたほうがよいわけで、排泄を促すために午前中はとくに水分をとることが求められます。

午前中に水分を十分とると、午後は濁りのない尿が出ます。これは、さらさらした血液が全身を順調に巡っている証拠です。

◉コーヒーや清涼飲料水は水分にカウントしてはいけない

水分は、何からとるかが重要です。サラサラ血液を保つのにもっとも適しているのは生水です。

一方、水分の摂取にカウントしてはいけないものをあります。それは、コーヒーやお茶（緑茶、紅茶など）、砂糖などの甘味料を配合している清涼飲料水などです。

コーヒーやお茶はカフェインを含んでいます。利尿作用が強いので、たくさん飲むと脱水し、血液はかえってドロドロになってしまいます。ですから、目のためには飲まないほうがよいのです。コーヒーは飲まないこと――患者さんには厳守していただいています。

また、糖分の多い清涼飲料水も、たくさん飲むと、水分が血液の中に入らないで、腸に引っ張られてしまい、これもまた脱水の原因になります。

最近は、砂糖を使っていない清涼飲料水や嗜好飲料も増えてきました。無糖で、しかも甘味料を使っていない場合は別ですが、甘みをつける場合は人工甘味料を使っています。

からだによくない甘味料がよく使われていることからも、これらの飲料はできるだけ飲まないようにしましょう。

◉生水と柿の葉茶で1日1・5～2リットルを摂取しよう

飲用水はミネラルウオーターなどいろいろなものが販売されていますが、もっともよいのは生水です。ただし、必ず浄水器で濾過して飲んでください。

生水とともに、私がすすめているのが柿の葉茶です。これは、乾燥させた柿の葉を蒸してつくったもので、天然のビタミンCが豊富です。

1日の適量は、生水と柿の葉茶で計1・5～2リットルです。

午前中にその3分の2程度飲むとよいでしょう。とくに午前中にしっかり飲むことが大事です。

前の項で説明しましたが、朝起きたときはもちろん、午前中のオシッコは濁っています。

たくさん飲むと、お昼前から午後にかけて、濁っていないサラサラのオシッコが出るようになります。そのようなオシッコが出るようになるまで飲むのが理想です。

水分を積極的にとるのは午後3時までとして、それ以降は少なめにしてください。

夕方以後に水分を多くとると、夜就寝中に尿意をもよおすからです。

水を飲むことを義務的に思うと、必要量を満たすためにいっきに飲む人がいます。しかし、がぶ飲みすると、摂取した水分がからだで利用されません。

水分が血液の中に入らないで腸へ直行してしまい、せっかく飲んでも無駄になってしまうでしょう。

水分は、ちびちびと飲み、トータルでたくさん飲むのがコツです。からだに行き渡らせるためには、少しずつ飲みましょう。それが上手な摂取の仕方です。

このほか、食事中と食後30分は、水分はできるだけとらないようにしましょう。食べたものが胃で十分消化、殺菌されないうちに腸へ移動してしまうからです。

なお、柿の葉茶は自分でつくることもできますが、手間がかかります。製品として販売されているものがあるので、それを利用するとよいでしょう。

漢方薬の効果と、現代医療薬の副作用

◉漢方薬には血流促進などのいろいろな作用を持つものがある

わたしは、目の生活習慣病の治療のために、現代医学の薬はなるたけ処方していません。ただし、漢方薬は処方し、治療に活用しています。適切に投与することによって、生活改善による効果がいっそう高められ、目の病気の治療に役立ちます。

血液循環を促進する漢方薬にもいろいろありますが、白内障によく用いられるのが八味地黄丸です。

漢方薬には、現代医学の薬にはない長所があります。正反対の2つの状態に効くこともそのひとつです。

たとえば、五苓散という薬は、利水剤といわれますが、浮腫がある場合はその浮腫（むくみ）を取り、一方、脱水症の場合は体内に水分を保つ働きをします。また、活

血剤といわれる血液循環を促進する薬は、出血を止める作用があるし、血のかたまり（血栓）を溶かす働きもします。

白内障だけでなく、緑内障や眼底出血、中心性網膜炎、ドライアイ、アレルギー性結膜炎などに用いると、治療効果が高められる漢方薬はいろいろとあります。

◉薬の副作用による光過敏症が、黄斑変性症や白内障の原因になる

現代医学の治療は薬物療法が中心です。現代に多い高血圧や脂質異常症、糖尿病などがあります。高齢の人が多いこんにちでは、これらの薬を常用している人はたくさんいます。

現代医学の薬（化学薬品）には副作用があります。目に副作用を与える薬もあります。次に副作用を挙げておきます。

【目の周りのアレルギー症状、流涙、複視、調節障害、視力異常、光線過敏（症）、白内障、複視、緑内障、視神経炎、黄視症、ぶどう膜炎、虹彩炎、視神経萎縮、眼乾

燥、近視、眼筋調節麻痺、黄斑部の浮腫、色覚異常、視神経乳頭浮腫、黄斑周囲の浮腫、黄斑部色素沈着】

これらの副作用のうち、とくに問題なのが光線過敏症です。

わたしたちの目には、紫外線を吸収しないよう防御する機能が備わっています。ところが、光線過敏症を引き起こす薬は、紫外線に対する目の感受性を高めます。つまり、紫外線を吸収しやすくするのです。

紫外線は目に有害です。紫外線が水晶体に吸収されると、活性酸素を発生し、それによって水晶体は混濁し、白内障が引き起こされます。また、紫外線が網膜まで届くと、網膜に障害をもたらし、加齢黄斑変性症を引き起こします。

前の章で述べましたが、白内障の治療は手術によって水晶体を取り除く方法が普及していますが、水晶体を除去すると黄斑変性症になりやすいので、できれば手術に頼らないで治したほうがよいのです。

高血圧や糖尿病の薬は大半が光線過敏症を引き起こすし、抗アレルギー剤や抗がん剤、消炎鎮痛剤、抗生物質、皮膚疾患外用剤、抗うつ剤、抗精神薬、精神安定剤などにも、光線過敏症を引き起こすものがたくさんあります。

現代医学の大半の薬が光線過敏症を引き起こすといっても言い過ぎではないでしょう。

生活習慣病やアレルギー疾患、精神疾患が多いこんにち、これらの薬を服用している人は多いし、中には複数の種類の薬を服用している人もめずらしくありません。目の生活習慣病のため、治療として生活改善を実践する場合にも、これらの薬はできるだけ服用しないほうがよいのです。とはいえ、これらの薬を常用してきた人では、服用をやめられない場合もあるでしょうが、できればやめたいものです。

それはともかく、これらの薬を服用している人は、目の生活習慣病の予防・改善のために、紫外線対策をして、目に紫外線を過剰に受けないようにしましょう。

目のために上質な睡眠とマッサージを

◉十分な睡眠が目とからだを修復する

生活改善のうえで、非常に重要なことのひとつは、よく眠ることです。

実は、緑内障や加齢黄斑変性症、糖尿病網膜症など目の生活習慣病を改善するために、もっとも大事なことは睡眠なのです。運動（歩くこと）、食事と比べても、睡眠がいちばん重要です。

言い方を変えると、たくさん歩き、食事に気をつけても、睡眠を十分にとらなかったら、運動や食事の効用は半減するでしょう。目の病気はもちろん、からだの病気も、改善効果はあまり期待できません。

実際、これら目の生活習慣病になった人の中には、睡眠を削って働き続けたような人が少なくないのです。

なぜ、よく眠らないと、たくさん歩き、食事に注意しても、病気改善の効果が得られないのでしょうか

それは、就寝中にからだは自ら修復を行いますが、その働きが十分に発揮できないからです。からだの臓器や組織を構成する細胞は、日中に活動することによって損傷します。活性酸素などによって、傷つき、老化するといわれます。

その損傷を修復する機能がからだには備わっています。就寝中は、成長ホルモンが分泌されます。

成長ホルモンは、脳下垂体から分泌されるホルモンで、その名のとおり、子どもの成長を促します。成長期に活発に分泌され、成人してからは分泌は低下しますが、成長ホルモンにはほかにさまざまな働きがあり、そのひとつが、傷ついた細胞を修復することです。

細胞が修復されることによって、免疫力も上がります。寝不足が続くと風邪を引きやすくなりますが、それも、このようなメカニズムによって免疫力が低下するためです。

健康にとって、睡眠の目的や効用はいろいろとありますが、もっとも重要なことが、損傷した細胞を修復することでしょう。このことからとくに、目の生活習慣病を改善するためには、十分睡眠をとることが重要であるし、求められます。

他にも睡眠中には、副腎皮質ホルモン、性腺刺激ホルモン、甲状腺刺激ホルモンなど、さまざまなホルモンが分泌され、疲労を取り、からだのいろいろな機能の不具合を調整してくれます。

◉早寝のすすめ

睡眠については、早寝が大事です。その理由は、わたしたちのからだは、太陽が上がったら起きて活動し、太陽が沈むと休息し、眠るのが、自然のリズムに合った生活だからです。

前の項で取り上げましたが、成長ホルモンの分泌ということからも、早寝が重要です。成長ホルモンは、夜の10時から朝の2時までの間に分泌がもっとも盛んになります。

しかも、成長ホルモンは、眠りについた後、1時間たってから分泌されはじめます。だから、理想の就寝時間は9時にということになり、この時間に就寝すると成長ホルモンの恩恵を十分受けることができます。

とはいえ、仕事を持っている人など、9時に就寝するのは無理な人もいるでしょう。そういう人の場合も、遅くとも11時までに就寝することが求められます。

9時から11時に就寝すれば、成長ホルモンの恩恵を受けることができます。前述したように、午後10時から午前2時の時間に眠っていることが非常に重要ですし、この時間に寝ていなければ、せっかくの睡眠の恩恵を得られないことになってしまいます。

からだのリズムに基づくと、午後8時から午前4時までは、細胞が入れ替わる時間帯です。古い細胞を壊して、新しい細胞につくり直します。小腸の細胞には、最小単位に分解されたブドウ糖やアミノ酸、脂肪酸を吸収する栄養吸収細胞があります。この細胞は毎日、新しい細胞に取り替えられています。

仕事をもっていれば、早い時間に就寝するのは難しい場合もあるでしょうが、早い時間に就寝すると熟睡でき、睡眠時間が少なくてすみます。夜11時に就寝するよりも

10時、10時よりも9時に就寝するほうが、睡眠時間が自然に少なくなります。

その分、早起きすることになり、朝の時間が有効に使えます。これまでは夕食後に自分時間として、いろいろな活動をしていた人も、朝型に切り換え、朝を自分時間にすればよいでしょう。

◉目の血行をよくする「血液循環療法式促進マッサージ」

目の生活習慣病を予防・改善するためには、血液循環を促進することが大事です。目の血液循環を促進する方法に、「血液循環療法式促進マッサージ」があります。これは、手の指先を使って刺激し、血液の流れをよくする方法です。

目の血液循環促進のためには、目の周囲を指で押して刺激します。具体的には、眼窩骨（眼球の周囲の骨）のふちを押します。

指で押すと、最初は、圧迫された毛細血管の血液が周りに拡散しますが、指を離すと、圧力が弱まるので、より多くの血液が目の周りの血管に流れ込み、血液循環が促進されます。そして、間接的に、目の中の血液循環も促進されます。

血液循環療法式促進マッサージ

注意事項

痛みを感じない程度にやさしく押すようにし、眼球そのものは絶対に押さないよう注意！

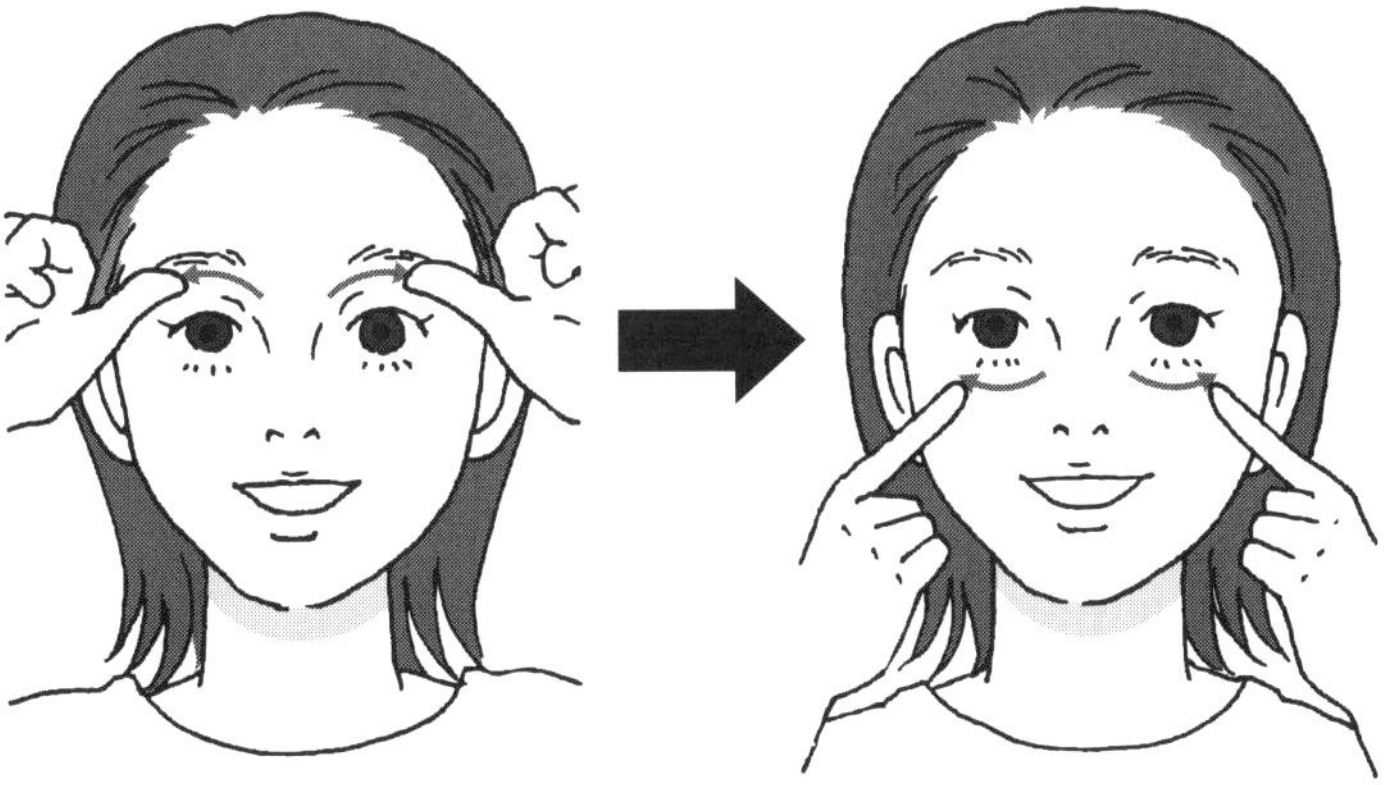

① 上側は、親指の腹で、下側は人差し指の腹で軽く押す。
② 1箇所につき、早口で5つ数える間、押し続けてから、パッと指を離す。これを3回くり返す。
③ 目頭から目尻に向けて、少しずつなぞるように移動していき、4〜5箇所で軽く押す。

＊①〜③を1セットとして行う。1日に2セットを目安にして、毎日続けよう。

第3章のまとめ

◎目の健康には、血流の改善が必須
➡緑内障、加齢黄斑変性症、糖尿病網膜症の人の目の血管
血液循環が悪く、血液もドロドロしている
⬇
【血液循環をよくするには？】
➡心臓から脳へ血液が送られる量は、1分間に1.4リットル
歩くことで、その10倍もの血液が脳に送られる！
⬇
目は脳の一部で出先器官なので、脳の血流量が増える＝目の血流量も増える

◎眼底の病気の病態（出血・白斑・浮腫）も歩くことで改善できる
➡目は水分が多く、むくみやすい器官（一般的は有効な方法がない）
⬇
水分をかい出してむくみを取るためには、血流の流れが重要
➡歩くことで、水分代謝もよくなり、眼底がきれいになる

◎歩く以外に、生活習慣全般を見直す
➡食事療法……質のよいものを少食する
➡水分補給……午前中にしっかり水を飲む
➡睡眠……十分に睡眠をとる（早寝がおすすめ）

第4章

歩くことで、糖尿病・脳血管障害も驚くほどよくなる

目の生活習慣病とその他の病気との関連性

◉目は外から血管と血流が直接見えるただひとつの器官

血液は、サラサラした血液が順調に流れていることが大事です。そして、血管が老化していないことが重要です。血管の老化、つまり動脈硬化が進むと、血液がスムーズに流れにくく、切れたり詰まったりしやすくなります。

しかし、自分の血液や血管の状態がどうなのか、きちんと検査を受けたことがあるでしょうか。血液や血管の状態は血液検査でも推測できますが、正確に知るためには血管撮影などの本格的な検査が必要です。

ところが眼科では、眼底検査を行えば簡単に調べることができます。

眼底検査には大きく分けて2つあります。ひとつは直接眼底検査で、もうひとつは倒像眼底検査です。近年は、眼科医は後者の検査を用いています。

細隙灯顕微鏡検査によって、白目の上を流れる静脈を見ることで、血液のサラサラ具合を知ることもできます。静脈の中を、赤血球がサラサラと流れるのを見ることができます。一定の速さでスムーズに流れればよいのですが、血液がドロドロしてくると、血液の流れが悪くなり、速度が遅くなります。

さらに流れが悪くなると、やがては流れが止まり、よどんでしまいます。そしてついには出血することになります。その姿も観察できます。

◉眼底検査で動脈硬化や高血圧もわかる

眼底検査では、動脈硬化や高血圧もわかります。

健康な人の眼底では、動脈と静脈の直径比が2対3〜3対4です。ところが動脈硬化や高血圧になると、その比が1対2〜1対3になります。これは、動脈が硬く、細くなってきたことの表れです。

さらに、眼底血管の特異性として、動脈と静脈の交叉部分で血管壁を共有しているため、動脈硬化がある場合には、動脈が静脈を圧迫している像が見られます。圧迫された静脈は、交叉部分で細くなったり、くびれたり、切れたりしているように見えます。

また、高血圧の場合は動脈が細くなっています。そして、血管の走行は健康な状態は曲線傾向がありますが、その傾向が薄れ、直線的になります。

このように、眼底を診ることで、高血圧や動脈硬化がわかります。

内科における動脈硬化の検査には、頸動脈エコー検査やＣＡＶＩ検査、脈波伝播速度（ＰＷＶ）検査などがあります。

頸動脈エコー検査は、首の頸動脈の内部を観察して、動脈硬化の程度を調べます。その程度から、全身の動脈硬化の程度を知ることができます。ＣＡＶＩは、あお向けに寝た状態で両腕・両足首の血圧と脈波を測定します。血管の硬さや動脈の詰まり、血管年齢が調べられるといいます。

脈波伝播速度とは、心臓から押し出された血液によって起きた拍動が手や足に届くまでの速度のことです。血管が硬いほど、その速度は速くなることから、この検査をすることによって動脈硬化の程度がわかります。

このように、いろいろな検査がありますが、眼科の眼底検査が、動脈硬化の程度がもっとも簡単に肉眼で見てわかる簡便な方法なのです。

◉視野の異常パターンから、脳の出血部位もわかる

もちろん、眼底検査は眼底出血の有無も調べられます。そして、眼底出血があれば、その出血の仕方で高血圧か糖尿病かがだいたい判断できます。血管に沿って線上に出血が見られれば高血圧が、点状の出血が見られれば糖尿病が疑われます。

目は脳の出先器官であり、脳の血管と目の血管は相関しています。もし目の血管に動脈硬化や血流の異常が見つかれば、眼底出血のリスクがあるし、それだけでなく、脳卒中や突然死のリスクも否定できません。

目は脳と視神経で結ばれています。目はものを見るために外界の映像の情報を入力する装置であり、視神経はその情報を脳へ伝達する装置です。そして、脳がその情報を解析して映像として認識します。

そのため、**逆に脳の状態も目で判断することができます。たとえば、脳卒中になっ**

て視野に異常が出ると、その視野の異常パターンから、脳のどの部位で出血が起こったかわかるのです。

眼底出血があれば、脳の血管にも出血がありますが、これは非常に重要なことです。ワーファリンやアスピリンなどの薬を知っているでしょうか。ワーファリンは抗血栓薬のひとつ、抗凝固薬に属する血液をサラサラにする薬です。凝固因子が働くを抑えて、血栓がつくられるのを防ぎます。一方、アスピリンも抗血栓薬ですが、作用のメカニズムはワーファリンとは異なり、血小板の機能を鈍らせ、血液を固まりにくくします。

これらの薬は、心筋梗塞や脳梗塞を起こした人や心房細動がある人などに多用されています。血栓を予防するために投与されますが、副作用として出血があります。効き過ぎた場合、大出血を起こすことがあります。そのため医師は、出血傾向の度合いを計りながら、適量を投与するように努めます。

しかし、これらの薬を服用していると、日常的に微小な出血があります。それが進むと、大出血ではなくても、脳の血管から出血することがあります。そして、脳で出

視路の走行とその病変部位による視野変化

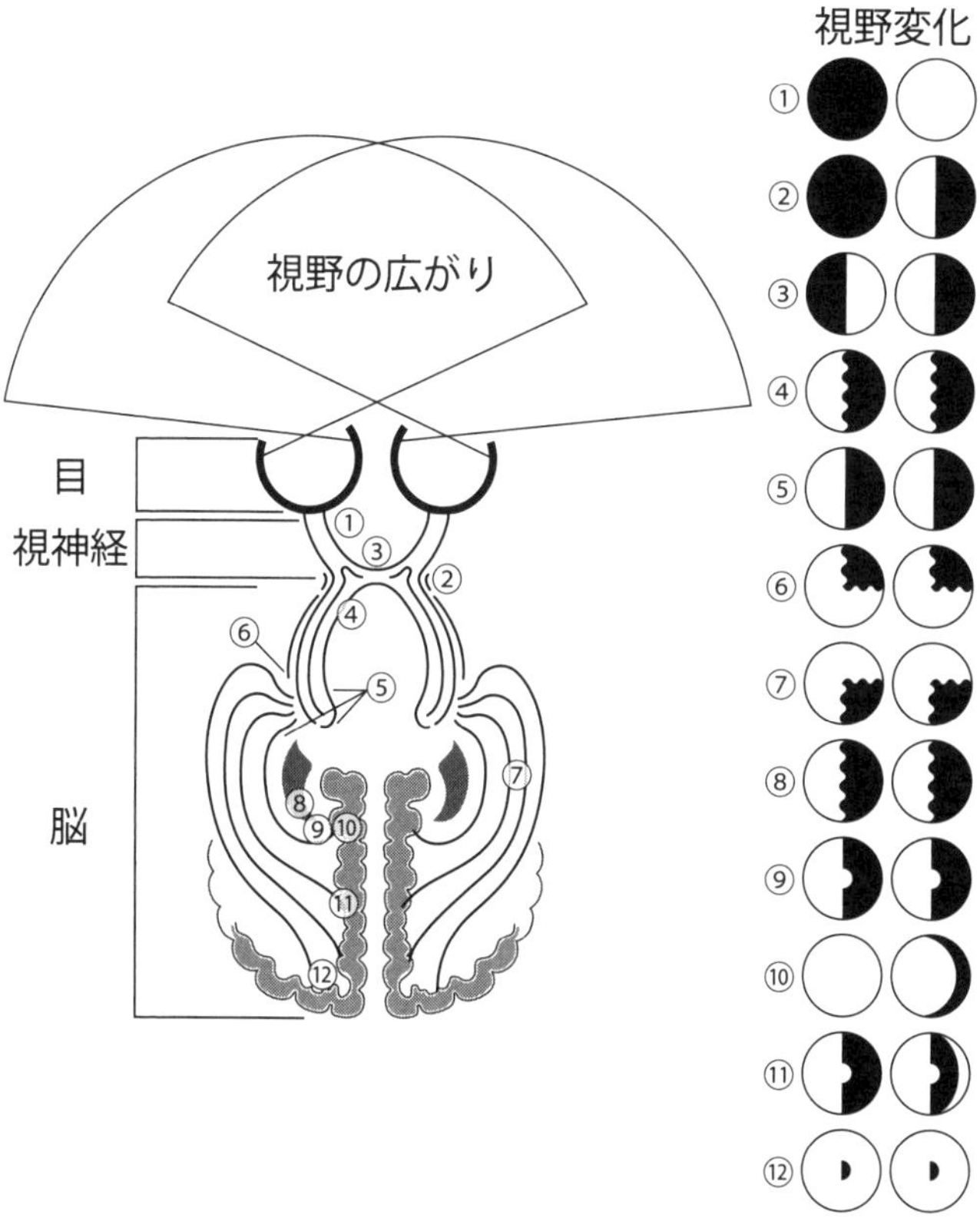

（Duke-Elderの図を一部改変）

血した場合は、眼底でも出血していると思われます。眼底で出血すると、本人の目にそれが見えることがあります。

抗凝固薬を服用していると、脳の出血が気になりますが、眼科で眼底を検査すれば、その有無や傾向は簡単にわかります。

◉視界に現れるキラキラした光「閃輝暗点」は脳循環障害でも起こる

「閃輝暗点《せんきあんてん》」という言葉を聞いたことがあるでしょうか。これは片頭痛の前兆として見られる目の異常です。視界の中心辺りにチカチカと輝く光やキラキラとした稲妻のような光が現れ、目の前が見えづらくなります。

このような症状が20~30分続き、それが治まった後、頭の片側にズキンズキンとした痛みが生じ、ひどい場合には吐き気や嘔吐を伴うことがあります。

閃輝暗点は、視中枢がある脳の後頭葉に血液を送っている血管がけいれんを起こし、その血管内を流れる血液が減少するために起こります。血液量の減少については、脳内のセロトニンが減少すると、視中枢で血流量が減少し、それによって閃輝暗点が現れるという説もあるようです。

ところが、閃輝暗点は、片頭痛とは関係なく起こるものもあります。いちばん多いのは、水分不足による脳循環障害のためです。また、脳腫瘍、脳梗塞、脳動静脈奇形や血栓による脳循環障害が原因でも起こることがありますが、いずれもの場合も一過性です。また、片頭痛の閃輝暗点は片方の目に起こりますが、片頭痛が原因ではない閃輝暗点は両目に見えます。

片頭痛が原因でない場合、多くは水分不足によりますが、たびたび起こるようなら、背景に心不全がある場合が多いようです。心不全になると、心臓の働きが弱くなっていて、全身に血液を送り出す力が低下しています。脳にも十分な血液が送り込めないため、脳は血液不足、水分不足になります。血流量が減ることによって、閃輝暗点が現れると考えられます。

閃輝暗点を脳の病気と関連づけて考えることは、まだ一般的ではありません。しかし、慢性的に息切れがする人で、閃輝暗点が時々現れるようなら、心不全など心臓の病気を疑ってみることが必要でしょう。閃輝暗点という、目に現れた異状が心臓の病気の発見に役立つはずです。

なお、閃輝暗点は、目の病気では、網膜剥離が起きる一歩手前で起きることもあります。これは網膜が刺激されているためです。

◉血流が改善すれば糖尿病も治せる

西洋医学では、糖尿病は治らない病気とされています。だから、血糖値をコントロールして、合併症が起きないようにするのが治療であるといわれます。

また、糖尿病自体は恐い病気ではなく、恐いのは合併症であるとの見方がされています。

なるほど、血糖値が高い状態が長年続くと、動脈硬化や糖尿病性腎症、糖尿病網膜症、神経症、壊疽、心筋梗塞、脳梗塞などの合併症を引き起こします。これらはいずれも、高血糖によって血管が障害を受けた結果です。ですから、血管障害と、その結果引き起こされる合併症は糖尿病の本態だとわたしは考えています。

現代医学の一般的な治療の目的は、血糖値を下げて、合併症を予防したり、その進行を遅らせることにあります。

ところが、一定の年月、血糖値が高い状態が続いた場合、血糖値降下薬を服用して血糖値を下げても、合併症が発症したり、進んだりするといわれます。眼科に関しては、網膜症が発症すると、血糖値のHbA1cが下がっても、血糖値に関係なく網膜症は進みます。

それを止める方法は、生活改善がいちばんだとわたしは考えています。

合併症は、AGEという物質によって引き起こされると考えられています。AGEは、糖が変質して最終的に生み出されるものであり、血中において、血管の壁をつくるコラーゲン同士をくっつける作用を果たします。

すると、コラーゲンから弾力性が失われ、血管が切れやすくなり、硬化を起こし、詰まりやすくなります。特に細い血管でAGEの害が大きく、目や腎臓、神経の血管を傷つけ、合併症が起きるというわけです。

目の合併症には、網膜症と白内障がありますが、AGEは黄斑変性症にも関係しています。日本人には滲出型が多いのですが、AGEが網膜の黄斑部の血液循環を低下

AＧＥが関係する目の病気

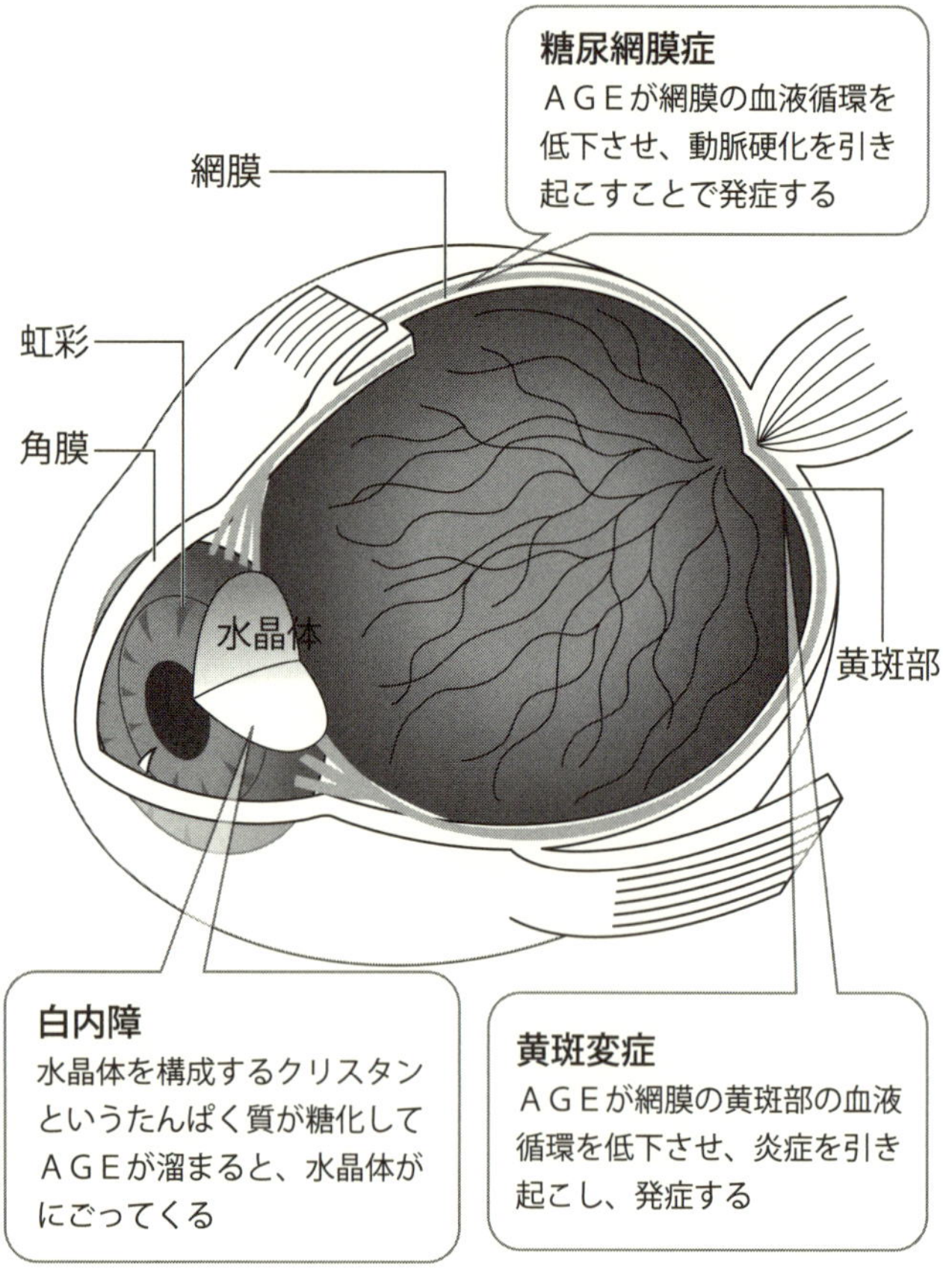
糖尿網膜症
ＡＧＥが網膜の血液循環を低下させ、動脈硬化を引き起こすことで発症する
網膜
虹彩
角膜
水晶体
黄斑部
白内障
水晶体を構成するクリスタンというたんぱく質が糖化してＡＧＥが溜まると、水晶体がにごってくる
黄斑変症
ＡＧＥが網膜の黄斑部の血液循環を低下させ、炎症を引き起こし、発症する

させ、炎症を引き起こすことが黄斑変性症の発症に関係すると考えられています。

3章で目の生活習慣病を予防・改善する食事について紹介しましたが、果物は果糖が含まれており、これはAGEを増やす要因です。

このことから、糖尿病の人は、あまり食べないようにしたほうがよいのです。

なぜ、薬を服用して血糖値を下げても、合併症が防げないのでしょうか。その理由は完全には解き明かされていないようですが、わたしは血液循環の視点が欠けていると考えています。

血液循環を促進すれば、血糖値は見事に下がってくるし、合併症も進みません。それどころか、合併症が改善してきます。糖尿病網膜症の患者さんが、血糖値が下がり、しかも網膜症が改善してきて、糖尿病そのものがよくなります。

実際、糖尿病の人が30分ほど散歩するだけで、血糖値は歩く前よりも50mg／dLぐらい下がります。

また、歩くのを習慣にして太ももなどに筋肉がつくと、そのことによっても血糖値の上昇が抑えられます。糖尿病になりにくい民族がありますが、その理由のひとつは筋肉質であることにあります。

【症例】

5．失明寸前だった糖尿病網膜症が歩くことで改善し、糖尿病そのものも治癒（64歳・男性）

この患者さんは、糖尿病のために糖尿病網膜症を発症していましたが、歩きに歩いて、糖尿病そのものを治してしまいました。

初めて当クリニックに診察に見えたのが、２０１１年のことでした。糖尿病のために合併症の糖尿病網膜症を発症し、新生血管が増殖し、失明寸前でした。受診した大学病院で、目を手術しようにも、血糖値が高いのでできないといわれたそうです。

初診時には、体重が92～93kgありましたが、その前は一時１００kgを超えていたようです。身長は１８３㎝です。診察室に見えたときは、顔色が悪く、今にも倒れてしまいそうでした。そのときは、HbA1c《ヘモグロビンエーワンシー》が10・0%もありました。HbA1cの基準は5・5%以下です。

生活習慣を聞き取ると、不規則でだらしない生活を長年、続けてこられたそうです。コーラが大好きで、毎日3リットルも飲まれていました。高血圧もありました。

このような状態に至った背景には、仕事や家庭のことなど、いろいろな出来事や悩みがあったようです。ただし、歩くのは好きで、よく歩いていたとのことです。

「食事を少なくして、毎日よく歩いてください。最低1万3000歩です」とお話ししました。

すると、毎日、食事の量を減らし、なんと3万歩、少ないときでも2万歩、毎日毎日歩かれたのです。なかなかできることではありません。自堕落な生活をいっさいやめようと覚悟し、実践しはじめたのでした。コーラもやめ、砂糖の入った甘いものもまったく口にしなくなったといいます。

このように、徹底して生活改善に努めたところ、来院のたびに目も全身の健康状態もよくなっていきました。焼きたてのホットケーキのような顔色になりました。まるで修行を積んだお坊さんのようになってきたのです。

毎日同じ時間に同じように散歩していると、「何をしているの?」と聞かれるようになり、「糖尿病なんですよ」と答えても、「病気には見えないね」と言われるようになりました。

3ヵ月もすると、HbA1cが7・0%に下がってきました。

その後も、毎日散歩を続けられました。雨の日も、寒い日も、風の強い日も、暑い日も続けられました。遠方の方で、通院も時々なので、「近くの内科で採血検査をしてみてください」とすすめました。しかし、「病院に行くと、薬を飲め、インスリンを打て、入院しろと」と言われるから嫌だと、なかなか行ってもらえませんでした。

やっと8月の末に行ってもらったところ、なんとHbA1cは4・9%に下がり、見事に正常になっていたのです。糖尿病ではない人でもなかなかない、よい数値です。

最初に糖尿病と診断し、入院をすすめた医師に、「薬も何も必要ありません。今の食事でいいのではないですか」と言われ、さらに「どこで教えてもらったのですか」と聞かれたそうです。「栃木の眼科の先生です」と答えたところ、怪訝な顔をされたそうですが、それ以上は聞かれなかったといいます。

その後、何度も採血しましたが、何度してもＨｂＡ１ｃが４・９％とあまりにもよいので、「糖尿病ではなかったのかな」と言われたそうです。

網膜症については、当クリニックを受診してから１年後に大学病院で手術を受けました。

大学病院で、「網膜症が進むと網膜剥離になる」と言われたそうです。わたしは、手術を受けないでも治ると思い、本人にもそれを伝えましたが、本人は受けたかったのでしょう。

視力は現在、左が０・２、右が０・８です。

両目とも０・１以下に落ちていましたから、見事に回復したといってよいでしょう。

本人は手術の効果があったと思っているかもしれませんが、私は生活習慣を改善したことが奏功したと思っています。手術がどんなに効果があるとしても、糖尿病が治らないとどうにもならないからです。

それにしても、この男性の歩数は並大抵ではありません。今も午前中に２時間、午後に1時間歩き、1日の歩数は1万7000歩から2万5000歩に上るそうです。

糖尿病の高い血糖値を改善するためには歩くとよいと、一般的にも言われますが、最低でも1万3000歩は歩くように指導する医師がいるでしょうか。あまりいないと思います。まして、2万歩あるいは3万歩、歩くようにすすめる医師はほとんどいないでしょう。

また、糖尿病による血行障害が進むと、血液の流れが悪いので、歩くのも遅くなるし、長時間歩くことができなくなります。合併症として神経障害が進むと、歩くと痛いので、なお歩くのが困難になります。

しかし、血行障害を改善するためには、歩いて血液循環を促進することが求められるし、それがもっとも有効な方法です。糖尿病改善の鍵は血液循環を促進することですが、この男性はそれを見事に証明しています。

6. 目は心臓病、脳梗塞、硬膜下出血と密接に関係している（60代・男性、50代後半・男性、60代前半・男性）

60代の加齢黄斑変性症の男性患者が、診察に来た折り、心臓病のことを打ち明けてくれました。この方は、以前から心臓病があり、心臓専門の病院で診てもらっていたそうです。

2013年の6月のこと、胸が苦しくなって、その病院に受診したそうです。心電図とエコー（超音波）検査を行いましたが、異常の所見はみられず、心配ないと帰されたといいます。

それを聞いてわたしは、ふと気になり、「BNPはいくつぐらいあったのですか」とたずねましたが、BNPのことを知らないといいます。心臓の専門病院で何年も診てもらっているのに、BNPを測定したことはないというのです。

BNPは、心不全の指標となる酵素で、血液検査で調べられます。わかりやすくいうと、心臓にどれだけ負担がかかっているかを知る検査です。そのことを簡単に説明して、ＢＮＰを調べるようすすめました。

すると、この男性は、かかりつけの病院とは別の循環器のクリニックを受診したとのこと。血液検査を行った結果、ＢＮＰが標準値の20倍もあったのです。心不全の状態でした。男性はこのクリニックの医師から、「どこの医院でＢＮＰを調べてもらうように言われたのですか」と聞かれたといいます。「栃木県にある眼科です」と答えたところ、びっくりされたそうです。

それはともかく、そこで以前からの病院に再度受診し、治療を受けて回復することができました。

目と他の臓器が密接に関係していることを表す例もあります。脳梗塞との関連です。「視力は悪くないのに、目がよく見えない」という患者さんがいました。緑内障の50代後半の男性です。どのように見えにくいか聞き取ると、緑内障による視覚の異常とは違う訴えです。麻痺など、脳卒中に典型的な症状はまったく見られませんでした。

そこで視野検査をしたところ、脳卒中のパターンの視野であるとわかったので、すぐに内科を受診するようにアドバイスしました。その結果、脳梗塞があるとわかったのです。脳梗塞の症状がまず、目に現れたわけですが、入院してから脳梗塞の症状が出ました。

別の、60代前半の男性の例もあります。この男性の奥さんが眼底出血で、わたしの医院に受診し、生活改善を実践していました。ご主人である男性はいつも妻の診察に付き添って来ていましたことから、一緒に診察を受けていました。目は、白内障がちょっとあり、動脈も少し硬い状態でした。

ある診察日のこと、夫に硬膜下血腫が発見されたというではありませんか。健診で見つかったそうです。左側の頭頂部に薄い慢性硬膜下出血が認められたといいます。このとき、心臓にも異常があるとわかりました。心臓右脚ブロックで、これは心臓の伝達経路に異常がありますが、要は動脈がよくないことの表れです。

そこで、夫であるこの男性にも、生活改善をするようにすすめ、漢方薬を処方しました。よく歩くこと、食事は玄米菜食の少食にするなど、奥さんともども改善に努めたところ、1ヵ月後には硬膜下血腫による出血がきれいに消えたのです。

この男性の場合、目の血管も程度はまだ重くはないが動脈硬化があり、脳は硬膜下血腫ができており、心臓は右脚ブロックがありました。目と脳と心臓の3つがトライアングルで連関がみられたわけです。

目は脳の出先器官であり、目と脳は同じです。目の血液循環を促進するための生活改善を実践した結果、脳の血液循環が促進し、それによって硬膜下血腫が消失したのでしょう。目から脳の病気を治す道筋といえばよいのでしょうか。治療としての生活習慣改善に自信がもてた例でした。

◉目がきれいになると、脳がきれいになる

3章で、眼底をきれいにする方法について説明しました。眼底がきれいになるということは、血液循環が促進し、きれいな血液が十分に流れるということです。このような状態になれば、加齢黄斑変性症や緑内障、糖尿病網膜症などの目の生活習慣病は改善してきます。

さて、このように目がきれいになったということは、脳がきれいになった可能性が高いのです。何回も述べましたが、目は脳の出先器官であり、目の血液や血管の状態

は脳の血液や血管の状態を反映しているからです。

よく歩くと、目の血液循環が促進され、眼底の血流量が増えますが、同時にもちろん、脳の血液循環も促進され、脳の血流量も増えているのです。

脳の血流量は、手足を使っても、また噛んでものを食べるという行為によっても増えます。これら3つのうち、脳の血液循環量がいちばん増えるのが歩くことなのです。

実際、患者さんたちの変化をみていても、そのように考えられます。というのは、黄斑変性症や緑内障、糖尿病網膜症などの患者さんたちは、初診のとき、心ここにあらずのような人が多いのです。それが、生活改善を実践して、目の病気がよくなってくると、目に力が出てきて、表情も話もしっかりしてきます。

脳の血流循環がよいと、脳細胞は活き活きと働くので、頭はよく働くし、認知症も予防できます。脳卒中の予防にも役立ちます。目の健康に努めることが、イコール、脳の健康増進にもなるのです。

おわりに

眼科医であるわたしが、なぜ目の病気の予防・改善のために、からだ全体のことを言うようになったかは明確な理由があります。

それは**目だけを治療してもなかなか良くならないことが多いからです。そして、睡眠や食事・運動・心の状態を変えることで劇的に改善した症例を数多く経験しているからです。**その方法を少しでも多くの方に広めたいという思いが強くなってきました。

さらに、病気を予防・改善するためには、患者さんご自身が生活スタイルを受け身ではなく、主体的に変えることが大切だとわかってきました

本書は、とくに歩くことに注目して書いています。

東洋医学でも頭部の病気に関連するツボの多くは足から始まっています。つまり、**散歩をすることは、からだ全体の血流をよくするだけでなく、目のツボも同時に刺激していることになるのです。**

一人ひとり健康状態も違えば、生活スタイルも違います。理想的な生き方ができる方は限られていると思います。そのような中でも、この本を参考にして、ご自分の生活を改善する方法を見つけていただければ幸いです。

一人でも多くの方が「目の綜合医学」を実践し、健康になっていただきたいと願っております。

【参考文献】
「ほんとうは治る防げる目の病気」山口康三著／農山漁村文化協会
「白内障・緑内障が少食でよくなる」山口康三著／マキノ出版

緑内障《りょくないしょう》・黄斑変性症《おうはんへんせいしょう》・糖尿病網膜症《とうにょうびょうもうまくしょう》を自分《じぶん》で治《なお》す方法《ほうほう》

2015年7月27日　初版第1刷

著　者 ―――――― 山口康三《やまぐちこうぞう》
発行者 ―――――― 坂本桂一
発行所 ―――――― 現代書林
〒162-0053　東京都新宿区原町3-61　桂ビル
TEL／代表　03(3205)8384
振替00140-7-42905
http://www.gendaishorin.co.jp/
カバー・本文デザイン ―― 吉﨑広明(ベルソグラフィック)
本文イラスト・図版 ―― 宮下やすこ

印刷・製本：広研印刷(株)
乱丁・落丁本はお取り替えいたします。
定価はカバーに表示してあります。

ISBN978-4-7745-1534-2 C0047